カンタン常備菜から、
健康的な献立づくりがわかる

藤井恵の

# 腹凹《はらペコッ》ごはん

管理栄養士
藤井恵

日経BP

# はじめに

管理栄養士資格をもつ料理研究家の藤井恵さん。テレビの料理番組や雑誌などで数多くのレシピを紹介し、洗練されたライフスタイルとともに、人気を集めています。

しかし、なんといっても魅力は、考案されるレシピが、おいしくて健康的なこと。塩分、糖質、脂質を極力減らしつつ、おいしさをつくり出す点は、〝神ワザ〟と言えるほどです。また、新たな情報を常に取り入れ、健康レシピについて研究を重ねていらっしゃいます。

なかでも、腸にうれしい「キノコ」「海藻」「発酵食」という3つの食材を軸に考える方法は、お通じを良くして下腹をスッキリさせ、ダイエットにも役立つうえ、健康的な献立づくりのヒントにもなります。

この本では、忙しい人でもすぐにできる3つの食材レシピから、順を追って、献立づくりまでを紹介します。レシピを忠実に再現するだけでなく、藤井さんが考えている食材の組み合わせ、選び方を参考にし、ご自身の健康的な献立づくりに役立てていただければと思います。

日経ヘルス編集部

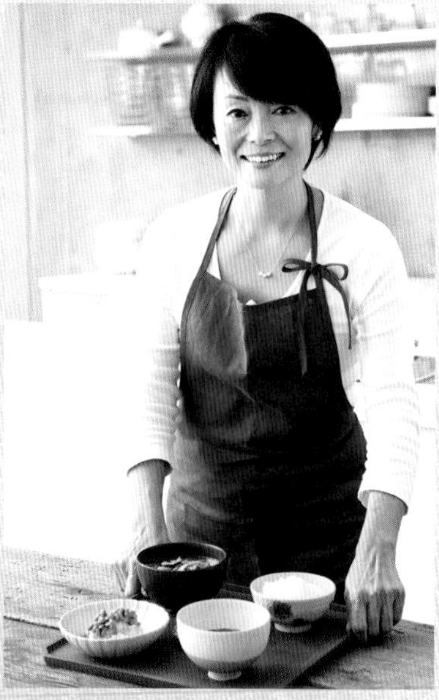

**藤井 恵**

管理栄養士・料理研究家

女子栄養大学卒。大学在学中からテレビの料理番組のアシスタントを務める。雑誌にも連載を多数持ち、著書多数。仕事のかたわら、発酵食の講座に通うなど、研究熱心。50歳を超え、自身の体調をキープするための食べ方を日々考えている。

# やせにくくなったと感じたら
# 腸を整える食材を意識してみませんか？

高校生のころから料理が大好きで、テレビや雑誌のレシピを見ては、どんな味がするのかと想像するのが何よりの楽しみでした。念願かなって、テレビの料理番組のアシスタントになってからは、とにかくおいしい料理を提案したいと考えていました。

料理研究家としての経験を重ね、管理栄養士の側面から徐々に健康的なレシピを求められるなかで、そういった健康的な食事がシンプルにおいしいことがわかってきました。

料理のコクを出すための砂糖を極力減らしてみると、自然と塩分も減らせていることにも気づきました。そして、最近は、腸によい食材を軸に考えることが、健康的な献立づくりにつながるのではないかと考えはじめました。

年齢を重ね、やせにくくなったと感じたときに、食べる量を極端に減らしたり、一部の栄養素をカットしたり……といったことをする方もいらっしゃるかと思います。若いころなら栄養バランスが多少偏っていても、元気いっぱいでしょう。

でも、年齢的にやせにくくなったときこそ、栄養をしっかりとバランスよくとる時期だと思っています。急激にやせても、老けて見えてしまうこともあります。それよりも、毎日お通じがよく、お腹がすっきり軽く、体調が整っている――そんな食事こそ、必要なのではと思っています。

朝、お腹がペタッと凹んでいるのが目標。そして、栄養のバランスが整って、少しずつやせていくというくらいがちょうどいいのではと思っています。

まずは、これから紹介する、3つの食材「キノコ」「海藻」「発酵食」を1日のうちに必ずとることを心がけてみてください。これらは腸にうれしいだけではありません。「キノコ」と「海藻」は、食物繊維がたっぷり、低カロリーで低糖質です。ダイエットにも役立ちます。

実は、これらの食材をしっかり使った料理は、外食では少ないですし、コンビニやスーパーなどのお惣菜でもそれほど多くありません。「キノコ」「海藻」「発酵食」を用いて、常備菜を作っておいたり、短時間で一品だけでも作る、というところから始めませんか？

35ページ以降には、健康的な献立づくりに不可欠な、野菜やたんぱく質のレシピもご紹介しています。でも、これらは忙しければ、買ってきてもいい。野菜やたんぱく質のおかずは、コンビニでも手に入りやすいのです。本書では、半調理しておいた野菜を展開する方法や、味つけ冷凍を用いて、電子レンジで一品できるように工夫したレシピを掲載しています。そして、73ページ以降、実際の献立例のページでは、女性に多い悩み別に献立を提案しています。どんな食材を取り入れるといいのか、組み合わせるといいのか、参考にしてください。

120ページからは、「発酵食」をもっと楽しむためのレシピを紹介しています。塩麹だけでなく、甘酒や醤油麹を使うなど、難易度は高まりますが、発酵食の奥深さを実感していただければと思います。

# もくじ

# 藤井恵の腹凹ごはん

**レシピの注意点**

電子レンジの加熱時間は600Wを目安としています。500Wなら1.2倍、700Wなら0.8倍の時間にしてください。機種により異なる場合がありますので、様子を見ながら調理してください。
フライパンはコーティング加工を施しているものを使っています。
だし汁は、昆布やカツオでとったものを使用しています。

Step1

Step2

Step3

まずはここから!

# キノコ・海藻・発酵食 腸にうれしい食材をプラス

健康的な食事というと、野菜を重点に置きがちですが、まず「キノコ」「海藻」「発酵食」を意識して食べることを始めてみませんか。外食ではとりづらい食材です。

# まずは1日の中で
# 3つの食材を取り入れましょう

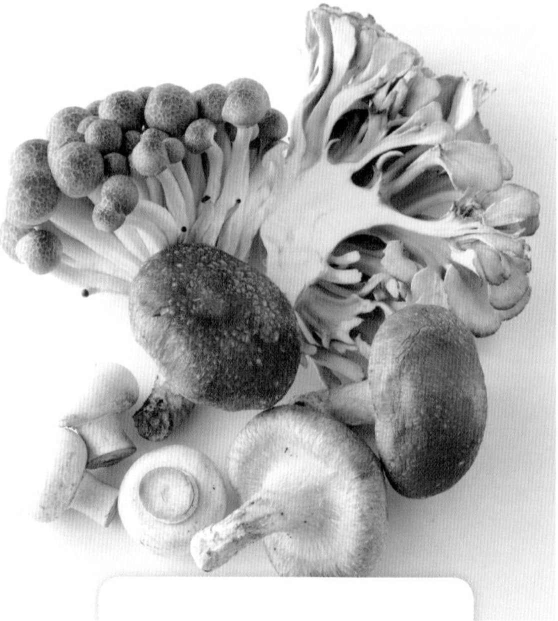

### 不溶性食物繊維が多い

## キノコ

食物繊維のなかでも、水に溶けないタイプの「不溶性食物繊維」が多い。これは便のかさを増やし、腸を刺激する。キノコはうまみ成分の一つ「グアニル酸」も含む。カロリー、糖質も低い。

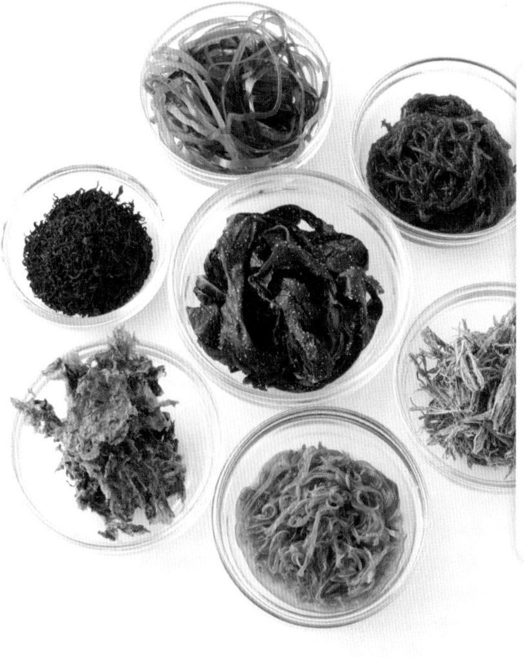

### 水溶性食物繊維が多い

## 海藻

キノコに多い不溶性に対し、「水溶性食物繊維」が多いとされる。水に溶け、腸内細菌のエサになる。ねばりが出るタイプの海藻と、出ないタイプの海藻があるので、使い分けて。カロリー、糖質も低い。

### 大豆、野菜、牛乳を発酵

## 発酵食

大豆の発酵食・納豆、白菜など野菜を発酵させたキムチ、牛乳を発酵させたヨーグルトが基本。このほか、調味料として使う味噌、塩麹も使ってみよう。キムチはできれば発酵しているタイプのものを選びたい。

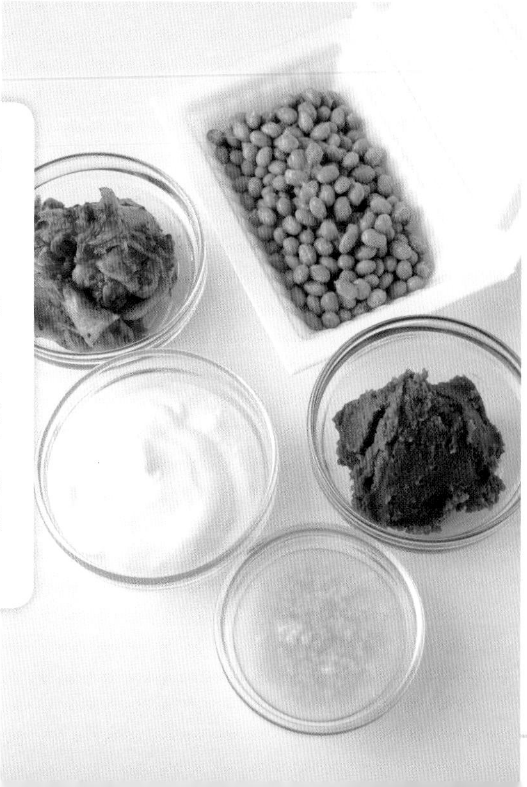

# キノコ

## 数種類使って塩酒蒸しにしておく

うまみが増すので、キノコはいくつかの種類を一緒に塩酒蒸しにして冷蔵庫に入れておきます。ミックスしておいたほうがおいしいですね。

味にクセがないので、味噌汁に加えたり、納豆に混ぜたりと、いろいろな料理に使えます。

単品で使う場合、キノコは、シメジ、シイタケ、エノキタケ、マイタケはほぼ同様に使えます。香りが異なるマッシュルームと、ぬめりがあるナメコは異なる使い方になります。

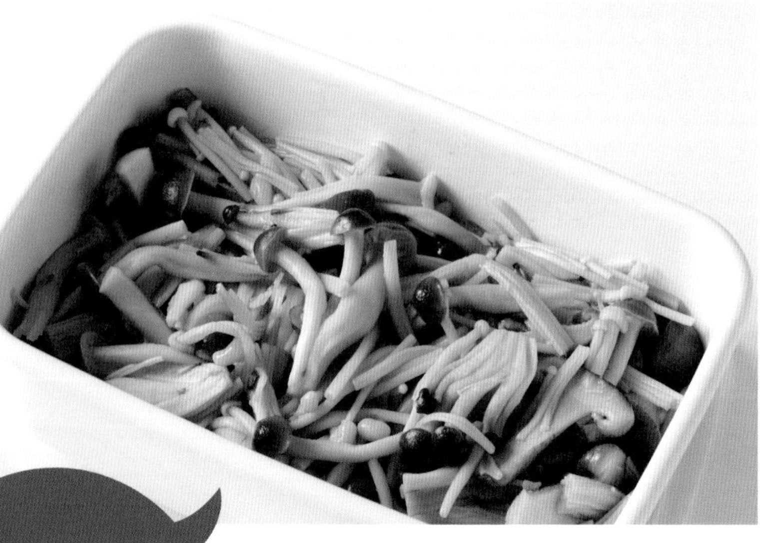

キノコ500gにつき、
酒大さじ2、
塩小さじ1/2として
換算するといい。

## 塩酒蒸しキノコ

**作り方**

シメジ(大)1パックは小房に分け、エノキタケ(大)1袋は長さを半分に切ってほぐし、生シイタケ6個は石づきを切って薄切りにする。フライパンにキノコ、酒大さじ2、塩小さじ1/2を入れ、蓋をして中火にかける。しんなりしたら混ぜながら水気を飛ばす。保存容器に入れて冷蔵庫へ。3～4日以内に使い切る。

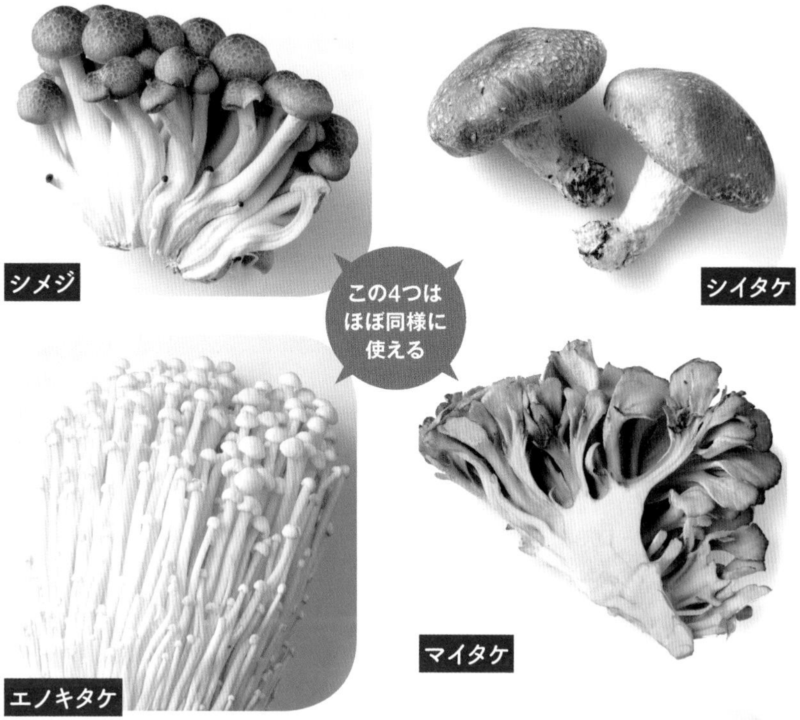
シメジ
シイタケ
この4つは
ほぼ同様に
使える
エノキタケ
マイタケ

## これらのキノコを好みに合わせて使おう 1日に半パックくらいが目標

同じ重量なら、シイタケのレシピをブナシメジやマイタケで代用してもいい。エリンギでもかまわない。どれも不溶性食物繊維が豊富で、お通じを良くする効果は抜群。低カロリーでダイエット効果も期待できる。

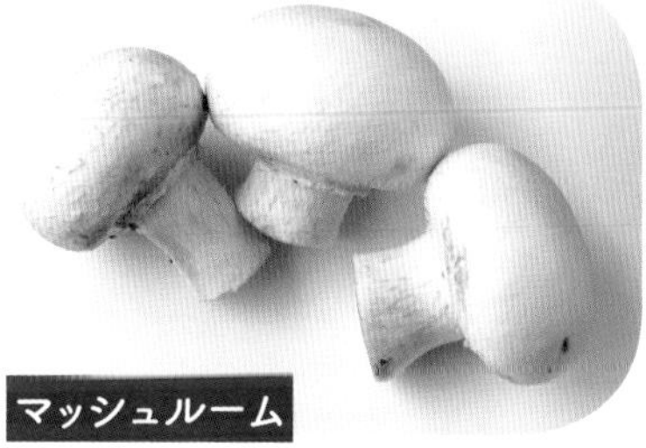
マッシュルーム
独特な香りを生かす。

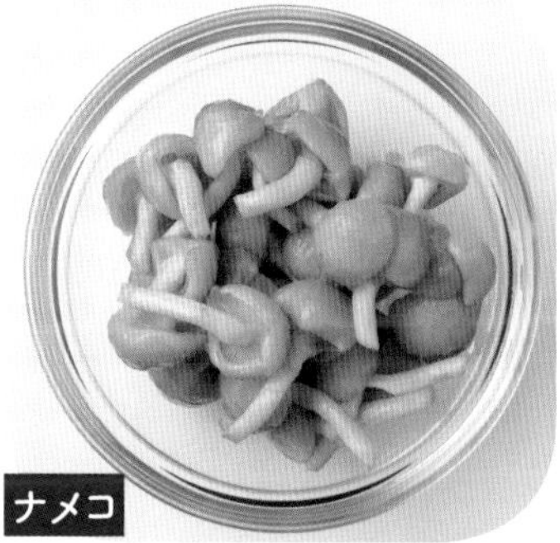
ナメコ
ぬめりがあってもよい料理で使う。

# 海藻

## 戻しておくと手軽に使える ねばりの有無で使い分けて

海藻は、ねばりがあるものとないもので、使い方が違います。メカブ、モズク、納豆昆布など、ねばりがあると、調味料が混ざりにくいですね。味噌で味つけする場合は溶いてからにしましょう。

海藻のなかで、最も使いやすいのはワカメです。ねばりが出ないので扱いやすいし、炒めるなど、調理もしやすいですね。戻して冷蔵庫に入れておくとすぐに使えるので、便利ですよ。

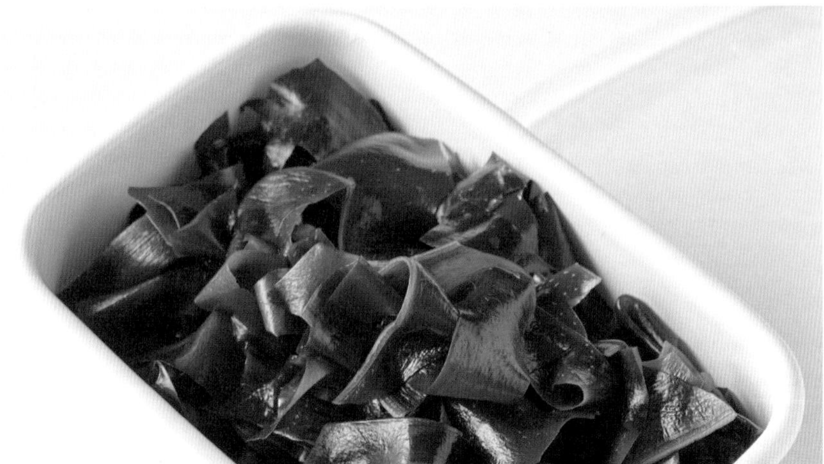

**ワカメが最も便利
戻して冷蔵庫に
入れておこう**

### 戻しワカメ

**作り方**

塩蔵ワカメ100gは水でよく洗ってからたっぷりの水に5～10分浸し、しっかり水気を絞り、一口大に切る。塩が多いと5分以上必要になる。乾燥のカットワカメの場合、目安は15gほど。同様にしっかり戻す。保存容器に入れ、冷蔵庫で4～5日保存可能。

ワカメを食事と一緒にとることで、食後の血糖値上昇抑制効果があるという研究結果が報告されている。

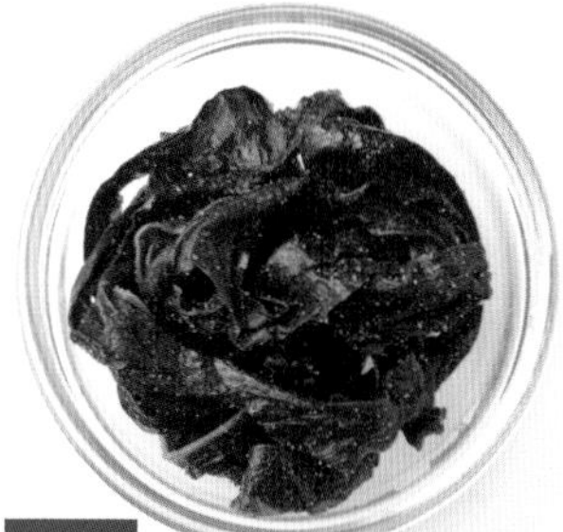

**ワカメ**
塩抜きしっかりがポイント

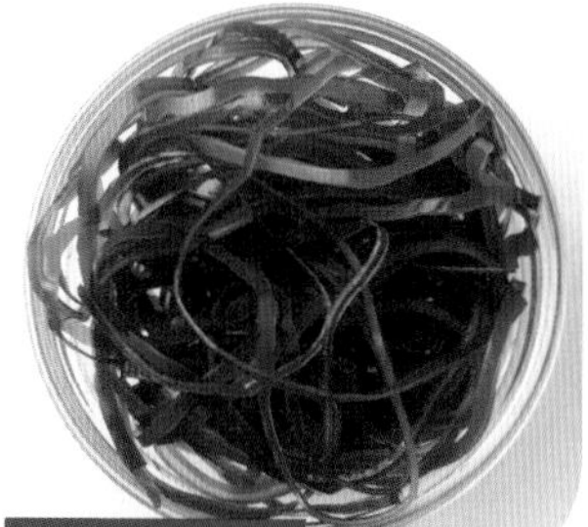

**切り昆布（生）**
戻す手間がないのですぐに使える。

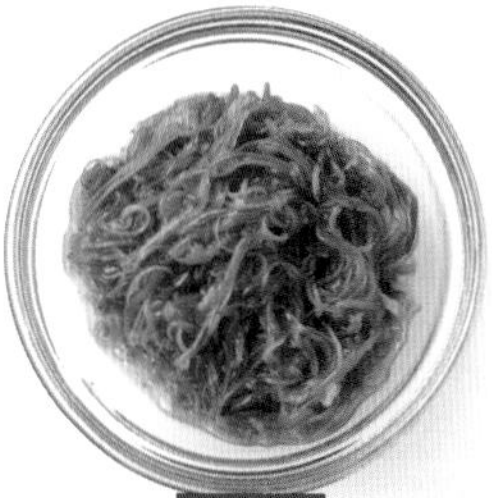

**メカブ**

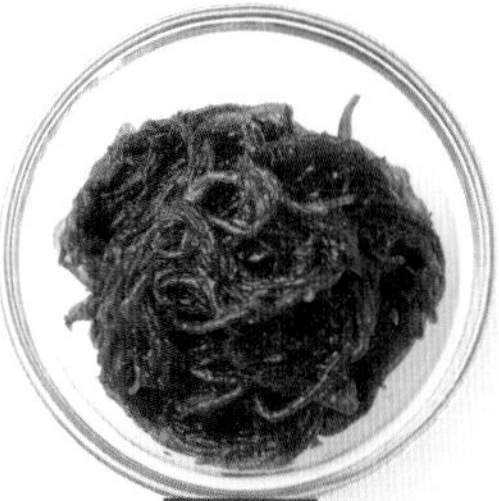

**モズク**

味つけ商品もあるが、味つけなしを料理に使うほうが調味料の調整ができる。

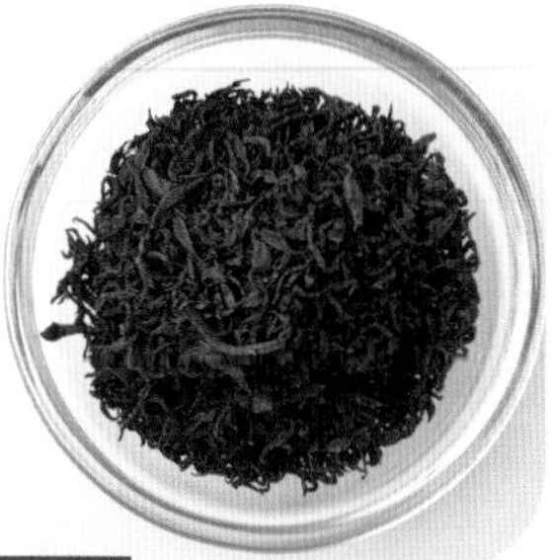

**ヒジキ**
歯ごたえのある長ヒジキとやわらかい芽ヒジキがある。

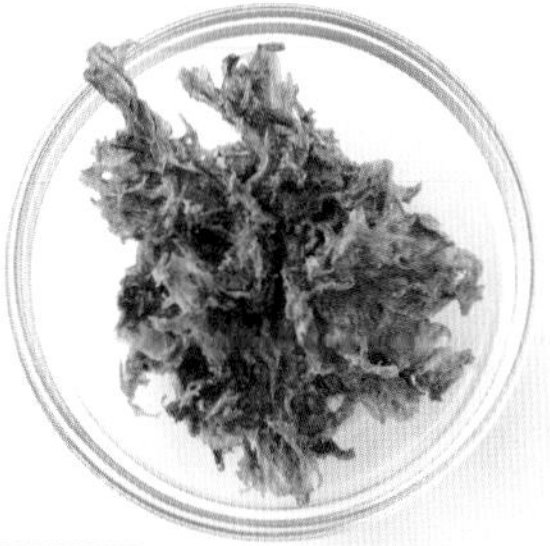

**アオサ**
一度水にくぐらせて絞ってから使うといい。

**海藻は、戻した状態で**
**メカブやモズクといった**
**市販品の1パックくらいを**
**1日の目安に**

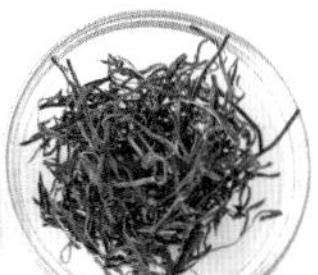

**刻み昆布**

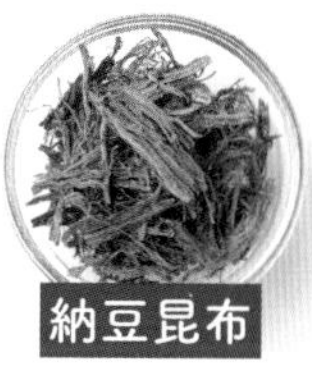

**納豆昆布**

昆布を細切りにしたもの。
納豆昆布はねばりが出る。

# 発酵食

## 調味料としても使える
## 一番簡単なのは納豆

低カロリー、低糖質で、食物繊維たっぷり、ダイエット効果の高いキノコと海藻に加え、発酵食もとりましょう。この3つがそろってこそ、お腹がスキッとします。

味噌、塩麹だけでなく、ヨーグルトやキムチも調味料のように使います。納豆は、私の定番。納豆に、海藻やキノコを加えれば、簡単に3つの食材がとれます。次ページからはおいしい組み合わせを紹介します。

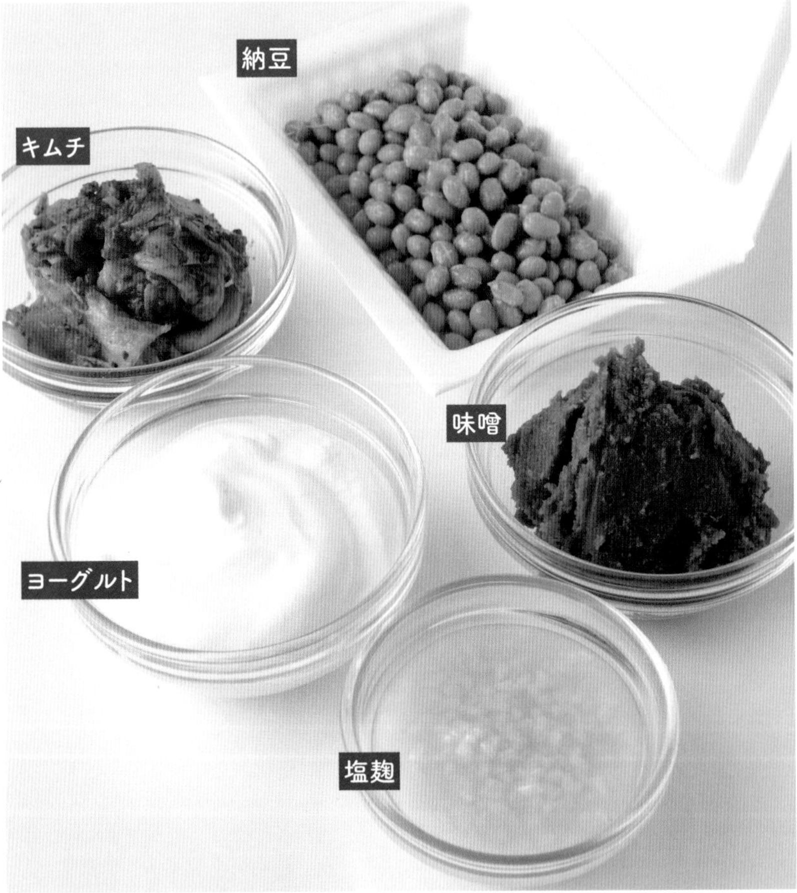

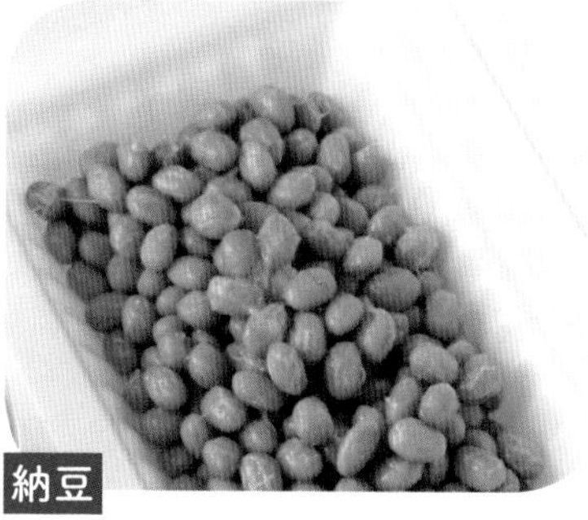

## 納豆

大豆を発酵させているため、たんぱく質や、女性にうれしい大豆イソフラボンもとれる健康食材の代名詞。血液サラサラ効果があるとされる納豆菌を含む。

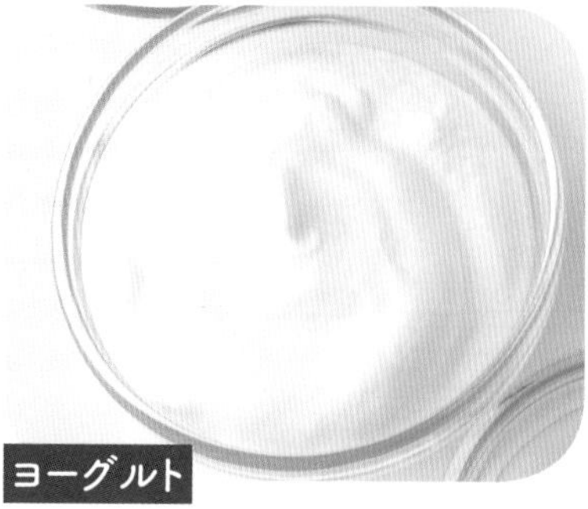

## ヨーグルト

牛乳を発酵させているため、納豆同様にたんぱく質もとれる。デザート的に食べることが多いが、水切りしてマッシュルームと合わせたり、切り干し大根をヨーグルトで戻すといったように、調味料に近いかたちでも使える。

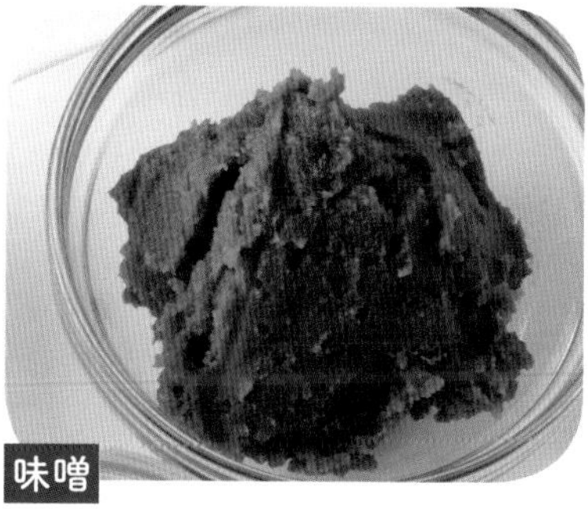

## 味噌

発酵食であるものの、調味料として使うため、それほど大量にはとれない。なお、納豆や味噌といった発酵性の大豆をたくさん食べる人は死亡率が低いという報告もある。

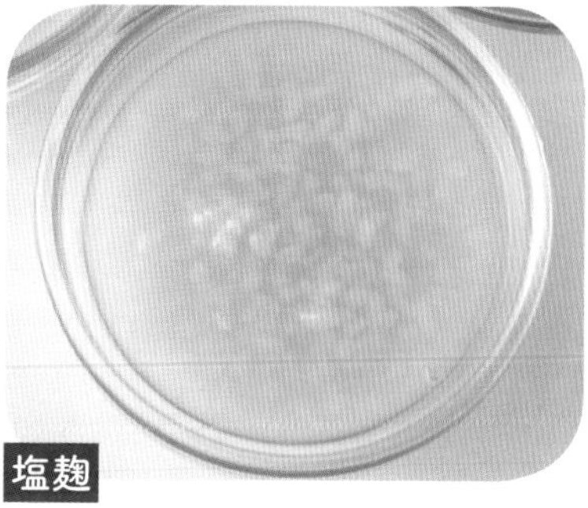

## 塩麹

麹と塩で作った調味料だが、うまみがあり、味に広がりが出る。常備しておくと、さまざまな使い方ができる。120ページ以降で、塩麹の使い方をいくつか紹介しているので、参考に。

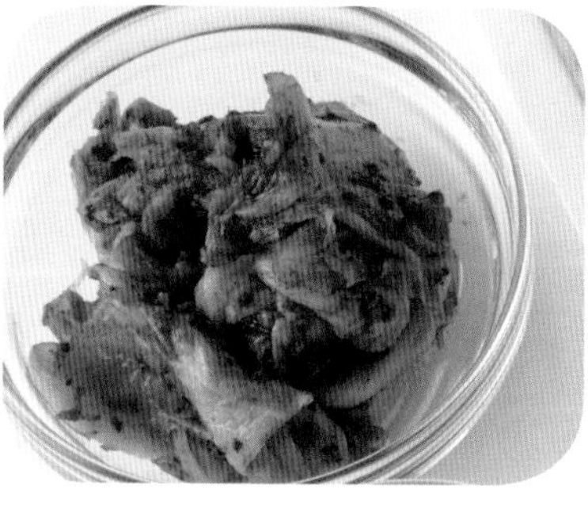

## キムチ

言わずと知れた韓国由来の発酵食。乳酸菌を含む。唐辛子が腸を刺激する効果も。できればきちんと発酵していて、だんだん酸っぱくなるようなものを選びたい。

キノコ ＋ 海藻 ＋ 発酵食 そばのようにめんつゆをかけて

## ヒジキとエノキの納豆そば風

1人分　123kcal、塩分1.9g　調理時間15分（ヒジキを戻す時間は除く）

**材料**（2人分）

| | |
|---|---|
| 長ヒジキ（乾燥） | 20g |
| エノキタケ | 1袋（100g） |
| 塩 | 少々 |
| 納豆 | 2パック（80g） |
| 万能ネギの小口切り | 3本分 |
| 練りワサビ | 適量 |
| めんつゆ（ストレート） | 100ml |

**作り方**

1 ヒジキはたっぷりの水に20分つけて戻し、水気を切る。エノキタケは根元を切り、1本ずつほぐす。

2 塩を入れた熱湯で1を1分ゆで、ざるに上げる。

3 器に2を入れて納豆と万能ネギ、ワサビをのせ、めんつゆを添える。

キノコ ＋ 海藻 ＋ 発酵食 ショウガが味の引き締め役に

## シメジとワカメのショウガ味噌炒め

1人分　68kcal、塩分1.1g　調理時間10分

**材料**（2人分）

| | |
|---|---|
| シメジ | 1パック（100g） |
| 戻しワカメ（P.16参照） | 60g |
| A ショウガのすりおろし | 小さじ1 |
| A 味噌・酒 | 各小さじ2 |
| A 水 | 大さじ1 |
| オリーブオイル | 小さじ2 |

**作り方**

1 シメジは石づきを切って小房に分ける。小さめの器にAを混ぜ合わせる。

2 フライパンにオリーブオイルを中火で熱し、シメジを炒める。

3 シメジに焼き色がついたらワカメを加えて炒め、油が回ったらAを加えて炒め合わせ、器に盛る。

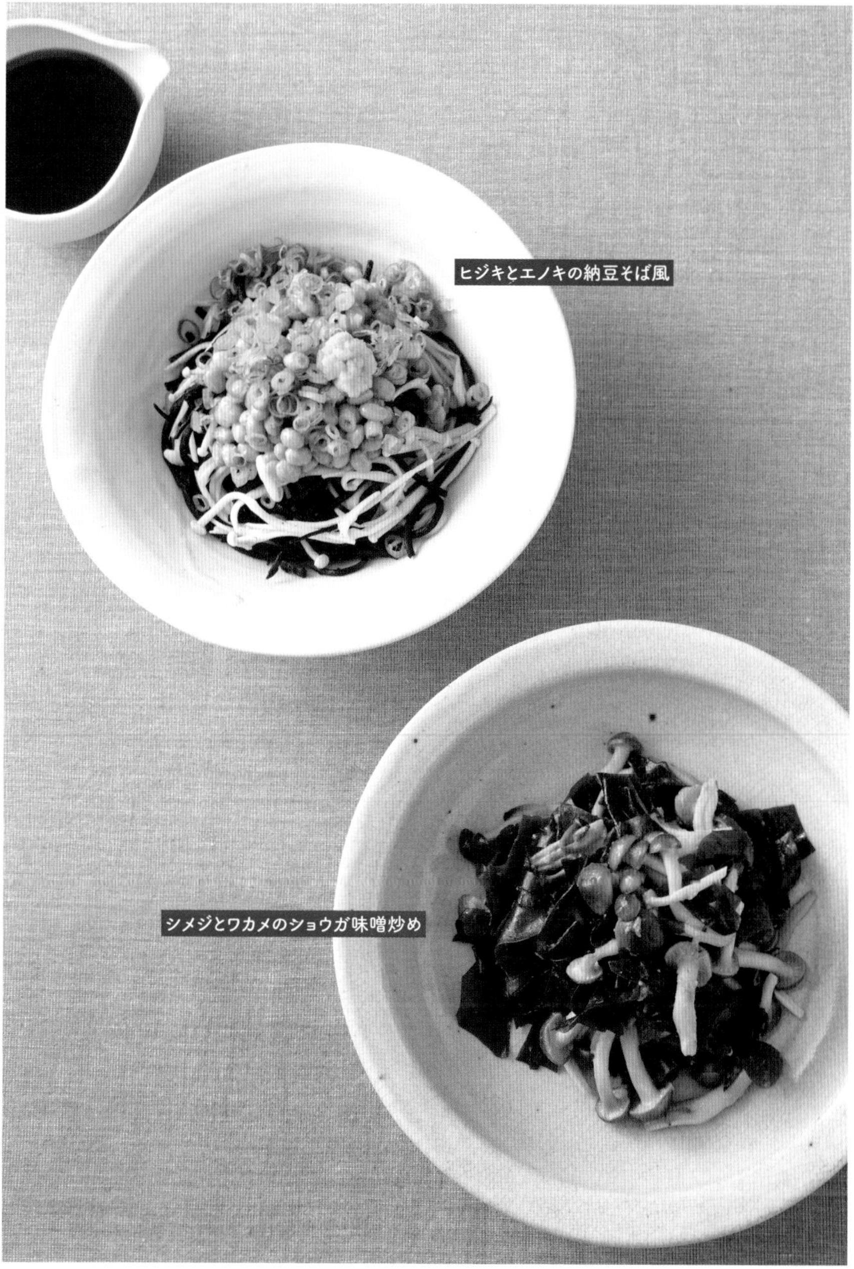
ヒジキとエノキの納豆そば風
シメジとワカメのショウガ味噌炒め

海藻 ＋ 発酵食 うまみのある塩麹で味つけ

## ワカメの塩麹ナムル

1人分　52kcal、塩分0.8g　調理時間3分

**材料**（2人分）

戻しワカメ（P.16参照）……100g

A
- ニンニクのすりおろし……少々
- ゴマ油……小さじ2
- 塩麹……小さじ1

**作り方**

ボウルにワカメとAを入れて混ぜ合わせ、器に盛る。

海藻 ＋ 発酵食 香りのいいアオサをたっぷりと

## アオサの納豆あえ

1人分　90kcal、塩分1.0g　調理時間3分

**材料**（2人分）

アオサ（乾燥）……10g

納豆……2パック（80g）

A
- 酢……小さじ2
- 醤油……小さじ1

**作り方**

1 アオサは水にさっとくぐらせ、水気を絞る。

2 ボウルにAを入れて混ぜ、納豆を加えて混ぜ合わせる。アオサを加えてあえ、器に盛る。

キノコ ＋ 発酵食 万能ネギとゴマで風味アップ

## マイタケとキムチのレンジ蒸し

1人分　55kcal、塩分1.1g　調理時間5分

**材料**（2人分）

マイタケ……1パック（100g）

白菜キムチ……100g

A
- 万能ネギの小口切り……2本分
- ゴマ油……小さじ1/2
- すり白ゴマ……小さじ2

**作り方**

1 マイタケは石づきを切って小房に分ける。

2 耐熱皿にマイタケとキムチをのせ、ラップをかけて電子レンジで3分加熱する。器に盛り、Aを順に混ぜる。

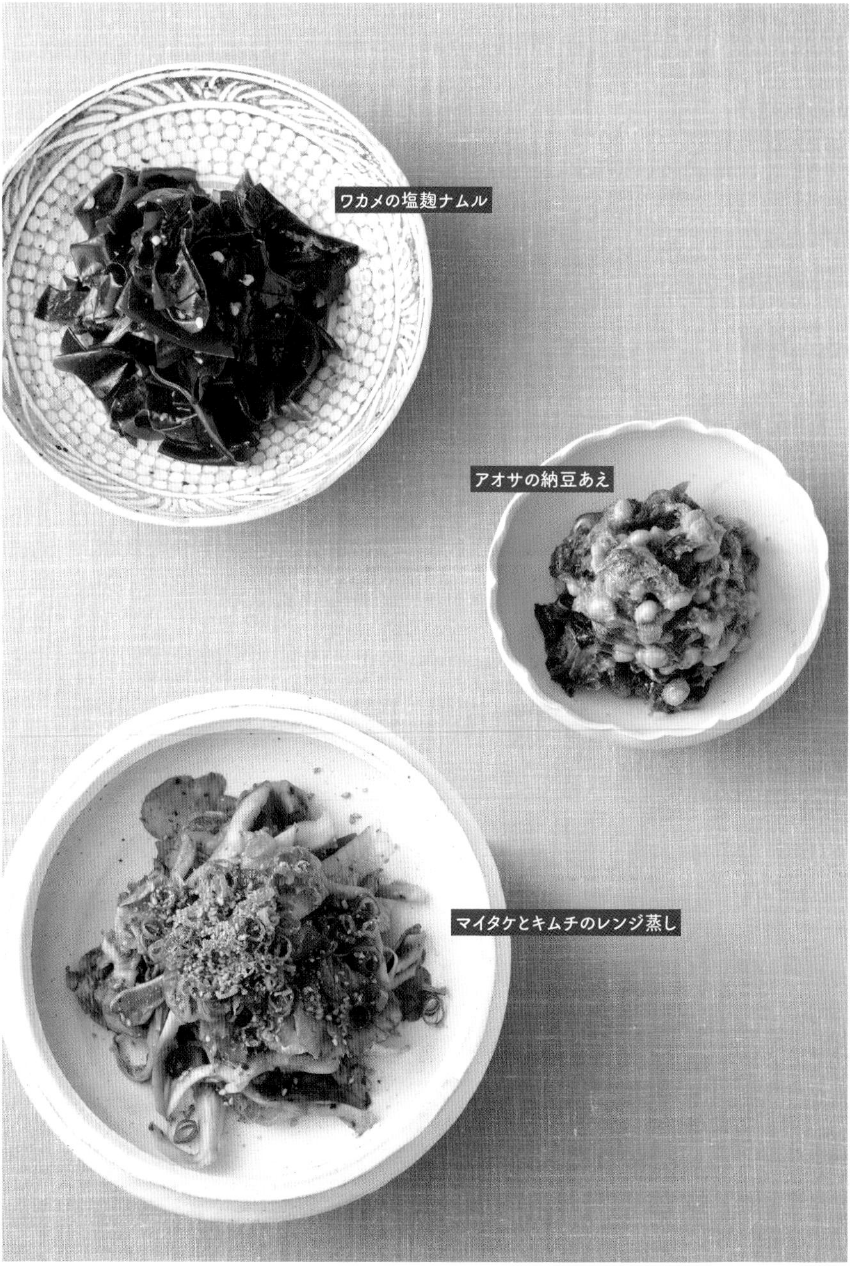
ワカメの塩麹ナムル
アオサの納豆あえ
マイタケとキムチのレンジ蒸し

キノコ ＋ 海藻 柚子コショウでピリッと香りよく

## メカブとナメコの柚子コショウあえ

1人分　18kcal、塩分0.8g　調理時間5分

**材料**（2人分）

| | |
|---|---|
| メカブ | 100g |
| ナメコ | 1袋（100g） |
| A みりん・醤油 | 各小さじ1/2 |
| 柚子コショウ | 小さじ1/2 |

**作り方**

1 耐熱ボウルにナメコとAを入れ、ラップをかけて電子レンジで2分加熱する。

2 柚子コショウ、メカブの順に加えて混ぜ合わせ、器に盛る。

キノコ ＋ 海藻 うまみ素材を組み合わせて

## 切り昆布とシイタケの甘辛レンジ煮

1人分　22kcal、塩分1.4g　調理時間5分

**材料**（作りやすい分量　4人分）

| | |
|---|---|
| 切り昆布（生） | 100g |
| 生シイタケ | 4枚 |
| A ショウガのすりおろし | 小さじ1 |
| A 酒・醤油 | 各小さじ2 |
| A 砂糖 | 小さじ1 |
| 削り節 | 1パック（3g） |

**作り方**

1 切り昆布は食べやすい長さに切る。生シイタケは軸を取って薄切りにする。

2 耐熱ボウルにAを入れて混ぜ、残りのすべての材料を加える。ラップをかけて電子レンジで3分加熱し、よく混ぜ合わせて器に盛る。

※切り昆布がない場合は、刻み昆布（乾燥）30gをサッと洗い、表示通りに戻す。

キノコ ＋ 発酵食 チーズをからめたようなコク

## マッシュルームのヨーグルトサラダ

1人分　90kcal、塩分0.9g　調理時間8分

**材料**（2人分）

| | |
|---|---|
| ホワイトマッシュルーム（生） | 1パック（100g） |
| レモン汁（または酢） | 小さじ1 |
| A プレーンヨーグルト | 200g |
| A パセリのみじん切り | 大さじ2 |
| A ニンニクのすりおろし | 小さじ1/2 |
| A オリーブオイル | 小さじ1 |
| A 塩 | 小さじ1/4 |

**作り方**

1 Aのヨーグルトは、ペーパータオルを敷いたざるに入れ、10分おいて水気を切る※。

2 マッシュルームはペーパータオルできれいに拭き、縦4等分に切る。耐熱ボウルに入れてレモン汁をかけ、ラップをかけて電子レンジで2分加熱する。

3 2にAを加えて混ぜ合わせ、器に盛る。

※ ヨーグルトの水分は栄養価が高いので、そのまま飲むかスープなどに使うとよい。

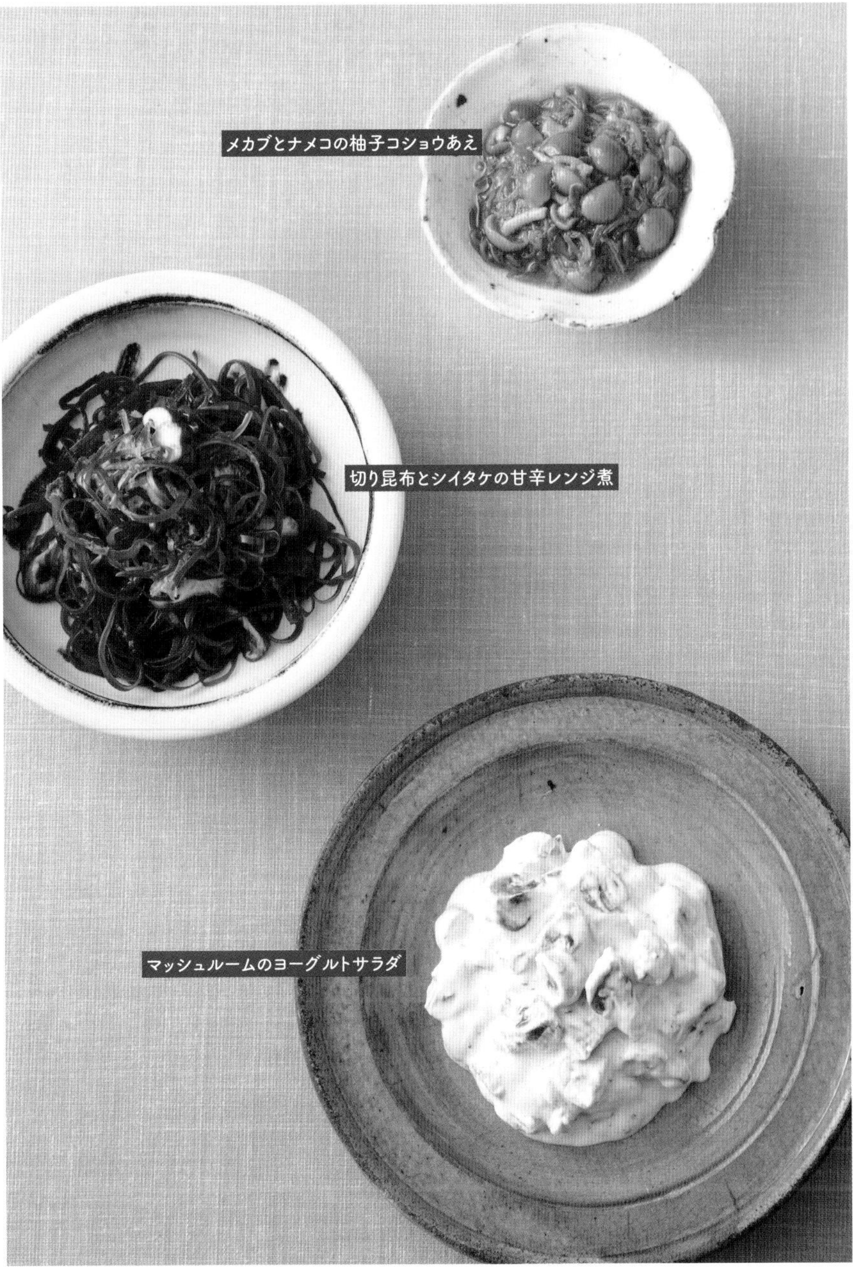
メカブとナメコの柚子コショウあえ
切り昆布とシイタケの甘辛レンジ煮
マッシュルームのヨーグルトサラダ

# キノコの常備菜

## 数種類組み合わせてうまみアップ

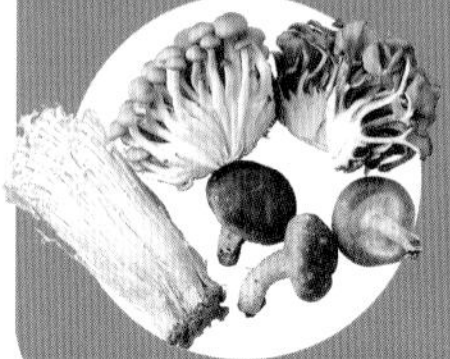

キノコは数種類を組み合わせると、相乗効果でさらにうまみが増します。ダイエット中に不足しがちなビタミンやミネラルが多く含まれているのも特徴。常備菜を作っておけば、便利です。

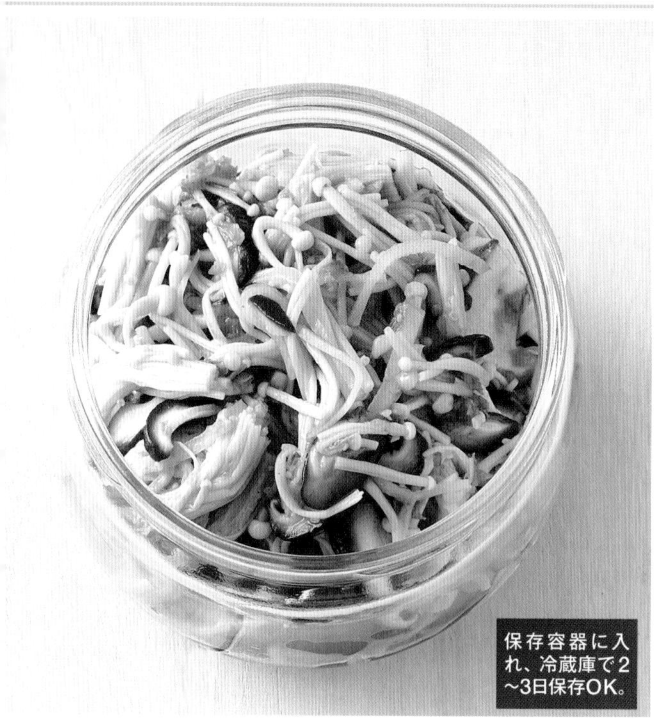


ご飯や豆腐にたっぷりかけて

### 簡単レンジなめたけ

1人分　28kcal、塩分0.8g　調理時間8分

**材料**（作りやすい分量　4人分）

| | |
|---|---|
| エノキタケ | 2袋 |
| 生シイタケ | 4個 |
| ショウガ | 1かけ |
| カツオ節 | 1/2袋（1.5g） |
| 塩 | 小さじ1/2 |
| みりん・酒 | 各大さじ1 |

**作り方**

1 エノキタケは根元を切って長さを半分に切り、ほぐす。生シイタケは軸を取って薄切りにする。ショウガは細切りにする。

2 耐熱ボウルにすべての材料を入れて混ぜ、ラップをかけて電子レンジで4分加熱する。取り出してそのまま冷めるまで置く。

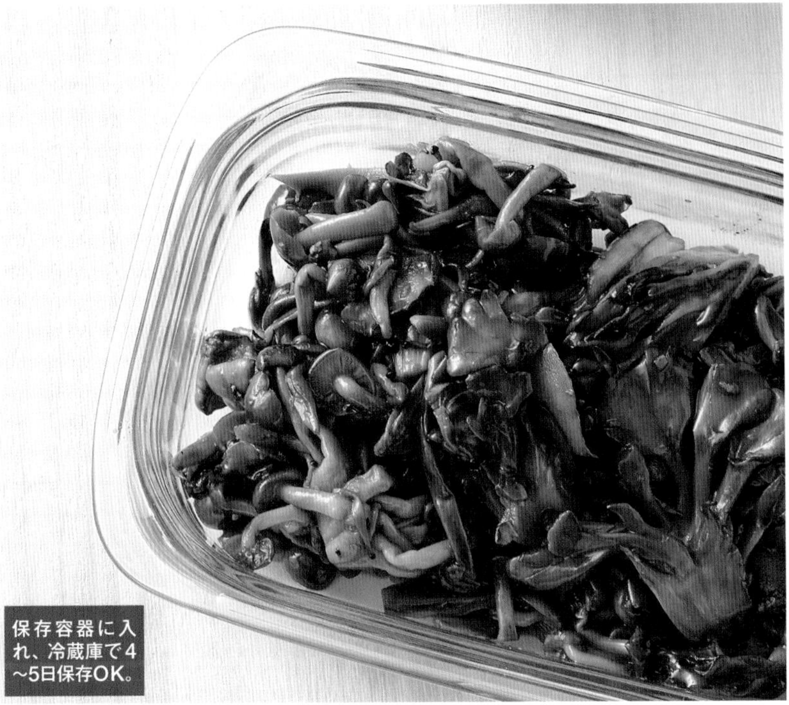

保存容器に入れ、冷蔵庫で4〜5日保存OK。

サラダのトッピングにしても

# キノコのオイスターソースマリネ

1人分　51kcal、塩分1.0g　調理時間10分

**材料**（作りやすい分量　4人分）

| | | |
|---|---|---|
| | マイタケ | 1パック |
| | シメジ | 2パック |
| | オリーブオイル | 大さじ1 |
| A | ニンニクのすりおろし | 少々 |
| A | オイスターソース | 大さじ1と1/2 |
| A | 酢 | 大さじ1 |
| A | 酒 | 大さじ1/2 |
| A | 醤油 | 小さじ1 |

**作り方**

1 マイタケとシメジは石づきを切り、小房に分ける。小さめの器にAを混ぜ合わせる。

2 フライパンにオリーブオイルを中火で熱し、キノコを入れて焼きつける。Aを加えてさっと炒め合わせる。

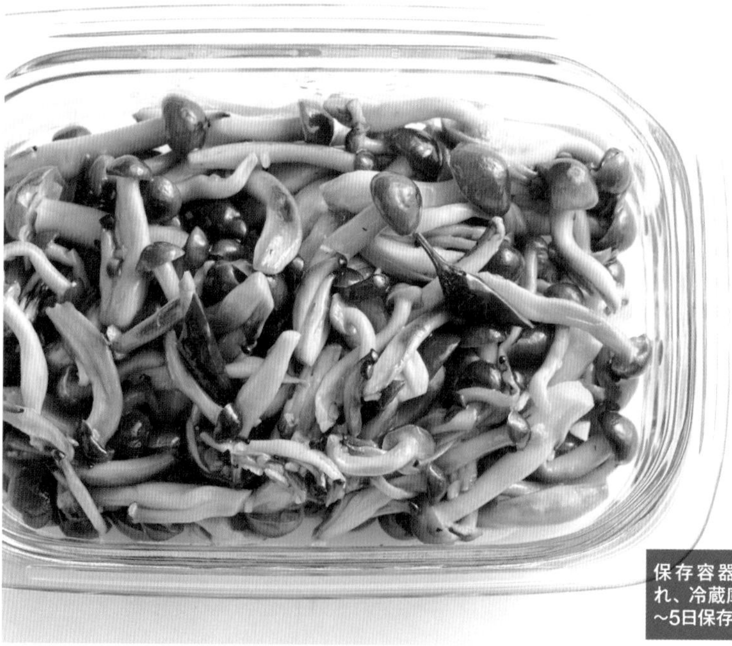

保存容器に入れ、冷蔵庫で4～5日保存OK。

パスタやオムレツの具にも使える

# シメジのペペロンチーノ

1人分　78kcal、塩分0.8g　調理時間10分

**材料**（作りやすい分量　4人分）

| | |
|---|---|
| シメジ | 大2パック（400g） |
| ニンニク | 2かけ |
| 赤唐辛子 | 1本 |
| オリーブオイル | 大さじ2 |
| 塩 | 小さじ1/2 |

**作り方**

1 シメジは石づきを切って小房に分ける。ニンニクはみじん切りにする。赤唐辛子は半分に切って種を除く。

2 フライパンにオリーブオイルとニンニクを弱火で熱し、ニンニクが薄く色づいたら赤唐辛子とシメジを加えて炒める。

3 油が回り、焼き色がついてしんなりしたら、塩を振って炒める。

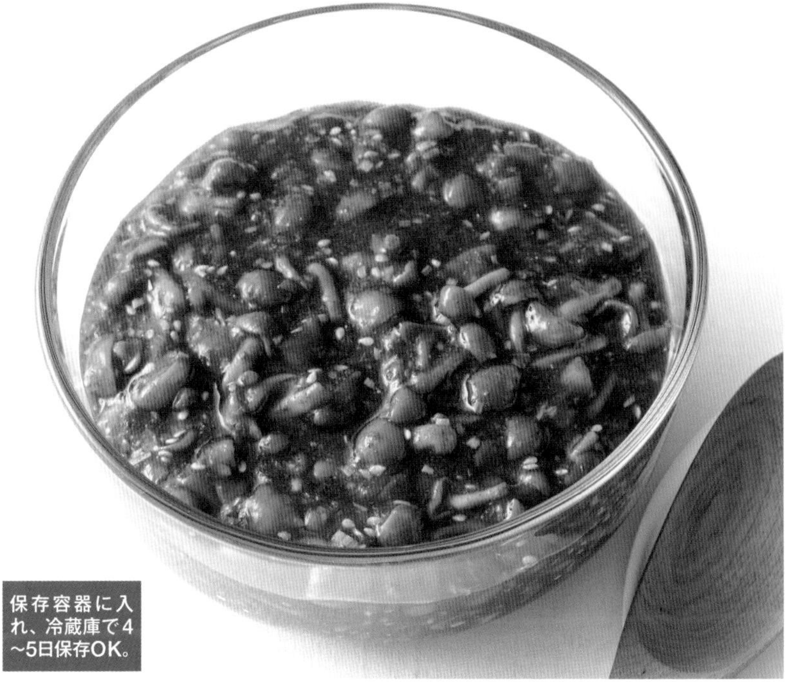

保存容器に入れ、冷蔵庫で4〜5日保存OK。

ご飯にぴったりの辛さとうまみ

# ナメコのキムチ風

1人分　44kcal、塩分1.0g　調理時間10分

**材料**（作りやすい分量　4人分）

ナメコ……400g

A
- 粗びき赤唐辛子（韓国産）……大さじ1〜2（なければ一味唐辛子小さじ1/2〜1）
- ネギ……1/3本
- ニンニクのすりおろし……小さじ1/2
- ショウガのすりおろし……小さじ1/2
- 煎り白ゴマ……大さじ1
- ハチミツ……小さじ2
- 醤油……小さじ1
- 塩……小さじ1/2

**作り方**

1. 耐熱ボウルにAを入れて混ぜ、ナメコを加える。
2. ラップをかけて電子レンジで3分加熱し、よく混ぜ合わせる。

# 海藻の常備菜

## 昆布やワカメをメイン素材に使って

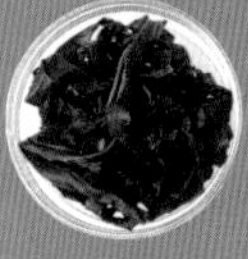

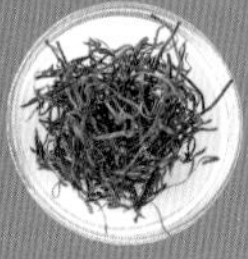

脇役にしかなりづらい海藻を主役にする常備菜。最も簡単なのは、ワカメのナムル。ワカメを戻しておけば、短時間で作れます。

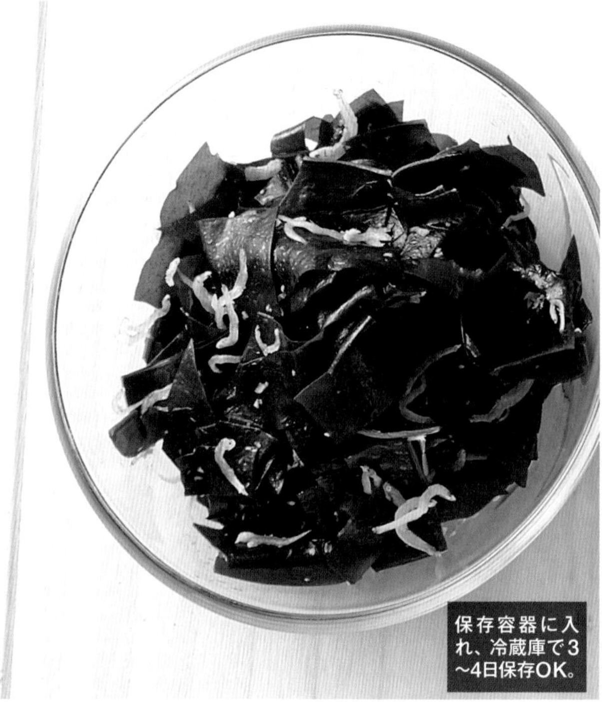


ジャコの塩気とうまみがマッチ

### ワカメとジャコの炒めナムル

1人分　42kcal、塩分0.9g　調理時間10分

**材料**（4人分）

| | | |
|---|---|---|
| | ワカメ（塩蔵） | 50g |
| | ゴマ油 | 大さじ1 |
| | チリメンジャコ | 10g |
| A | ニンニクのすりおろし | 小さじ1/2 |
| A | ネギのみじん切り | 5cm分 |
| B | みりん | 大さじ1/2 |
| B | 塩 | 小さじ1/3 |

**作り方**

1 ワカメは洗ってたっぷりの水に5分浸し、水気を切って一口大に切る。

2 フライパンにゴマ油を中火で熱し、チリメンジャコを炒める。カリッとしたらAとワカメを加えて炒める。油が回ったらBを加えて炒める。

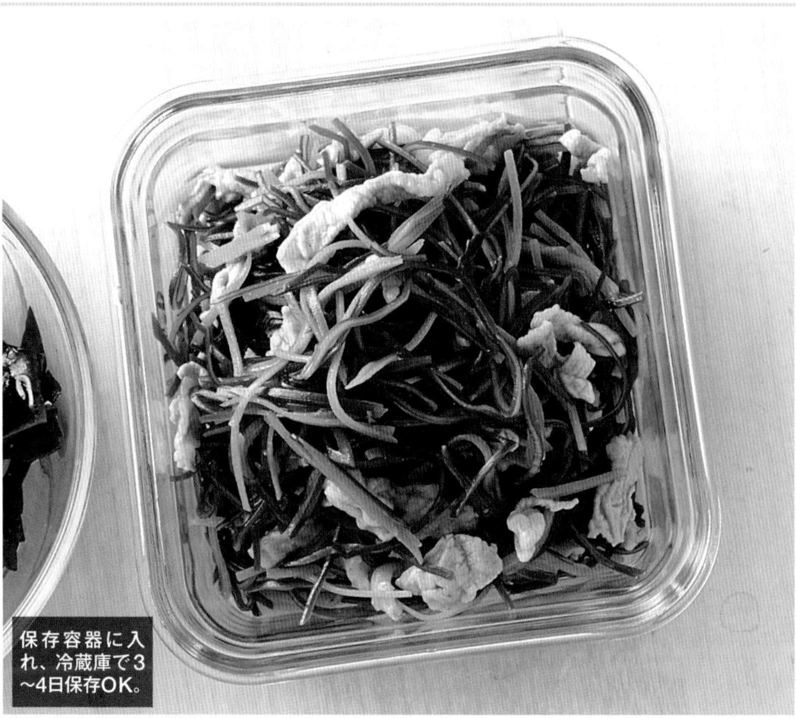

保存容器に入れ、冷蔵庫で3～4日保存OK。

豚肉のうまみをプラス

# 刻み昆布と豚肉の炒り煮

1人分　81kcal、塩分1.2g　調理時間15分

**材料**（作りやすい分量　4人分）

| | |
|---|---|
| 刻み昆布（乾燥） | 20g |
| 豚こま切れ肉 | 100g |
| ニンジン | 1/2本 |
| A 酒 | 大さじ2 |
| A 醤油 | 小さじ1 |
| A 塩 | 小さじ1/4 |
| サラダ油 | 大さじ1/2 |

**作り方**

1. 刻み昆布は洗ってひたひたの水に浸し、水気を切る。豚肉は5～6cm長さ、1cm幅に切る。ニンジンは皮をむき、5～6cm長さの細切りにする。小さめの器にAを混ぜ合わせる。
2. フライパンにサラダ油を中火で熱し、ニンジン、豚肉を順に加えて炒める。豚肉に火が通ったら昆布を加えて炒め、油が回ったらAを加える。
3. 蓋をして弱火で3～4分煮たら、蓋を取って汁気を飛ばすように炒める。

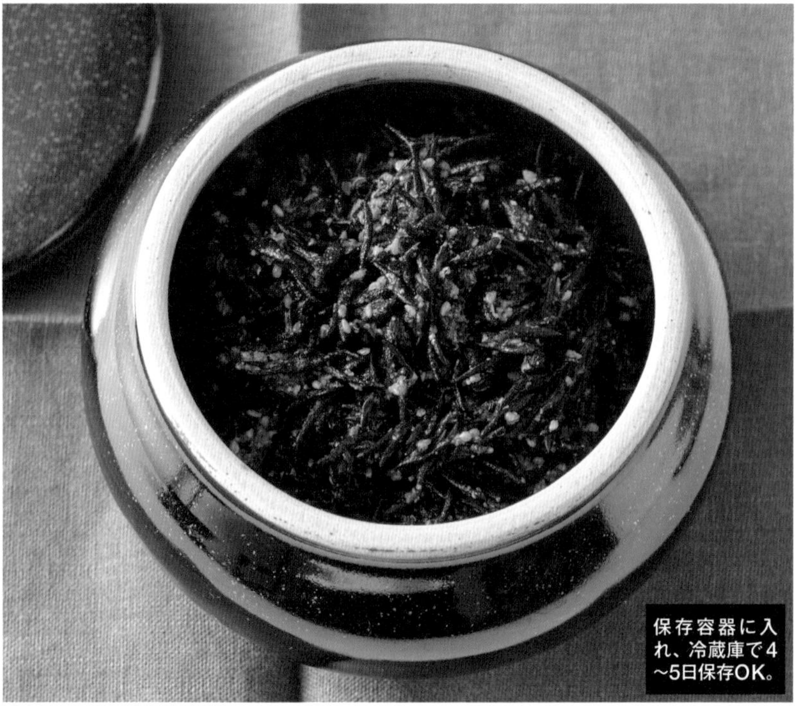


仕上げのすりゴマで香りよく

# ヒジキのすりゴマ煮

1人分　83kcal、塩分1.0g　調理時間20分（ヒジキを戻す時間は除く）

**材料**（作りやすい分量　4人分）

| | | |
|---|---|---|
| | 芽ヒジキ（乾燥） | 20g |
| | ゴマ油 | 大さじ1 |
| A | カツオ節 | 2パック（6g） |
| A | 酒・醤油 | 各大さじ1 |
| A | 砂糖 | 大さじ1/2 |
| A | 水 | 1/2カップ |
| | すり白ゴマ | 大さじ3 |

**作り方**

1 ヒジキはたっぷりの水に10分つけて戻し、水気を切る。

2 鍋にゴマ油を中火で熱し、ヒジキを2～3分炒める

3 Aを加え、蓋をして水気がほとんどなくなるまで煮る。仕上げに白ゴマを加えて混ぜ合わせる。

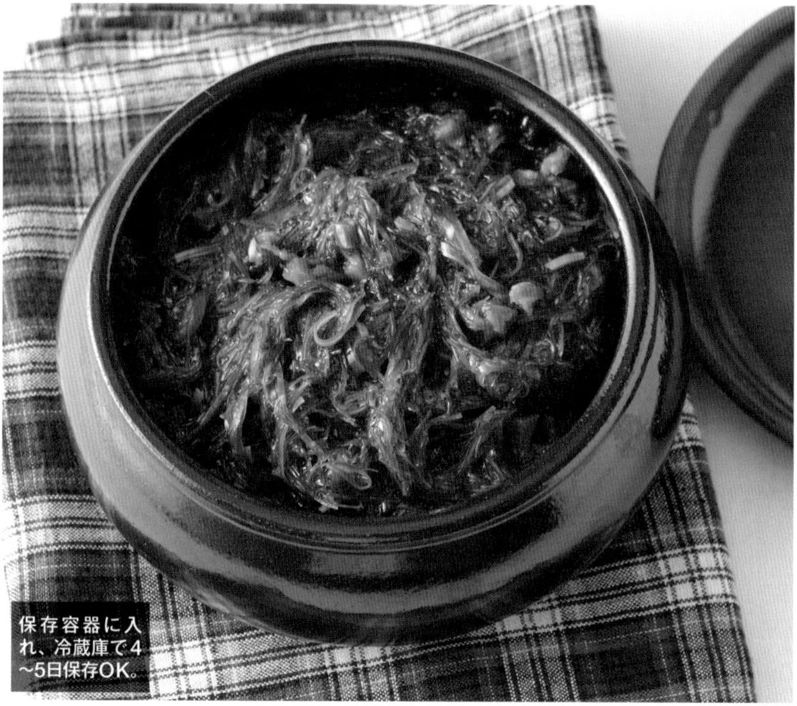

保存容器に入れ、冷蔵庫で4〜5日保存OK。

ねばりのある納豆昆布をさっぱりと

# 納豆昆布のしば漬けあえ

1人分　16kcal、塩分0.8g　調理時間10分

**材料**（作りやすい分量　4人分）

| | |
|---|---|
| 納豆昆布（乾燥） | 40g |
| しば漬け | 50g |
| A 酢 | 大さじ1 |
| A 醤油 | 小さじ1 |

**作り方**

1 納豆昆布はさっと洗い、水2カップに2〜3分浸してざるに上げる。再度、ひたひたの水に2〜3分浸し、好みの柔らかさになったら水気を切る。

2 しば漬けはみじん切りにしてボウルに入れ、1とAを加えて混ぜ合わせる。

\ 納豆の食べ方アイデア /

# 発酵食の納豆はこんな食べ方がオススメ

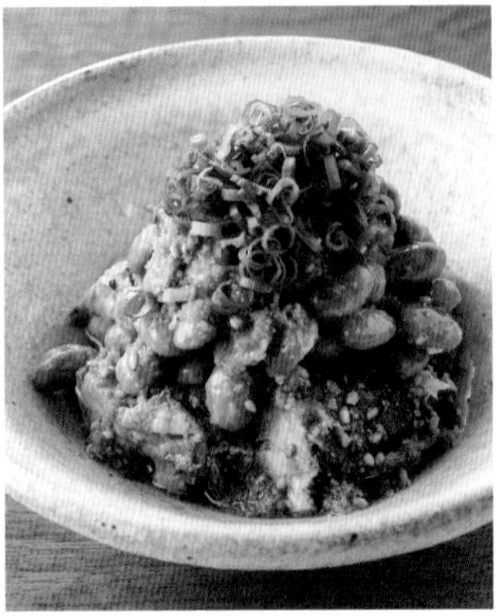

体にいい絶妙な組み合わせ

## サバ缶納豆の香味ゴマだれ

1人分　286kcal、塩分1.3g　調理時間5分

**材料**(2人分)

| | | |
|---|---|---|
| | 納豆 | 2パック(80g) |
| | サバ水煮缶 | 1缶(190g) |
| A | ニンニクのすりおろし | 1/2かけ分 |
| A | ショウガのすりおろし | 1/2かけ分 |
| A | すり白ゴマ | 小さじ1 |
| A | 酢 | 大さじ2 |
| A | 醤油 | 小さじ1 |
| A | ゴマ油 | 小さじ1/2 |
| | 万能ネギの小口切り | 2本分 |

**作り方**

器にサバ水煮缶と納豆を盛り、混ぜ合わせたAをかけ、万能ネギをのせる。

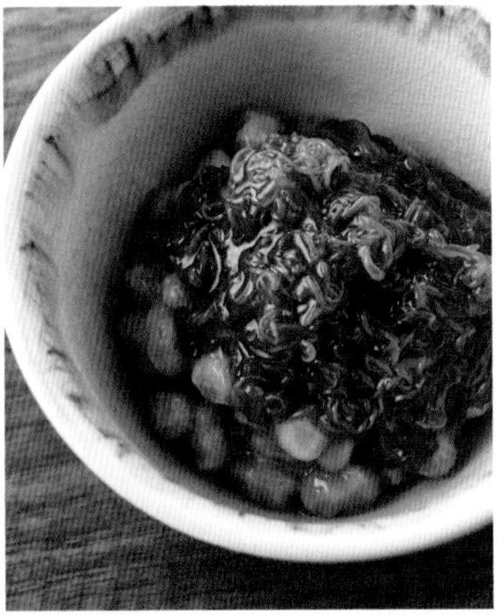

健康を考えて黒酢で味つけ

## 黒酢納豆メカブ

1人分　91kcal、塩分0.2g　調理時間2分

**材料**(2人分)

| | |
|---|---|
| 納豆 | 2パック(80g) |
| 黒酢(または酢) | 大さじ1と1/2 |
| 塩(好みで) | 少々 |
| メカブ(味つけなし) | 80g |

**作り方**

ボウルに納豆、黒酢、好みで塩を加えて混ぜ、メカブを加えてあえ、器に盛る。

Step1　Step2　Step3

## ベジ蒸しストックやファイバー常備菜を活用

# 半調理で時短
# 食物繊維たっぷり!
# 野菜を増量

野菜を蒸し煮にしてストックしたり、食物繊維の多い食材を常備菜にしておいたりして、野菜をラクに取り入れましょう。サラダ以外の野菜のとり方、バリエーションが広がります。

# フライパンで「ベジ蒸しストック」

献立に野菜を加えようとしても、一気にすべて作るのは手間。野菜をフライパンで蒸し煮にする「ベジ蒸しストック」なら、料理を完成させる一歩手前の状態なので、いろいろな料理に展開できます。

　食物繊維の多い野菜を選び、味つけはほとんどせず、少量の塩と水だけで蒸すのがポイントです。野菜によってはオリーブオイルや酒を加えて蒸し、栄養の吸収や味わいをアップさせます。

## ベジ蒸しストック—①

基本の蒸し煮を覚えよう!

### キャベツの蒸し煮

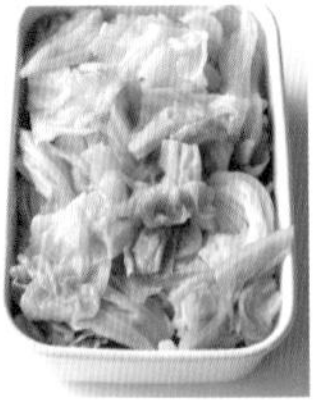

**材料**（作りやすい分量）

キャベツ……1個（800g）

A
- 塩……小さじ1弱（4g）
- 水……大さじ3

**作り方**

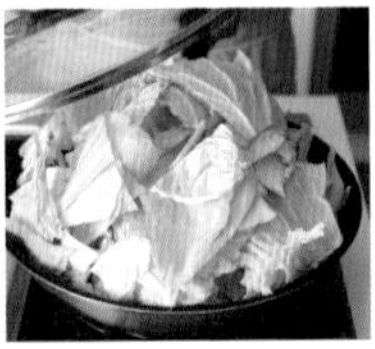

**1 キャベツを入れる。**
キャベツは芯を切り除き、4cm角に切る。小さめの器にAを混ぜ合わせる。フライパンにキャベツを入れてAを回しかけ、蓋をして強火にかける。

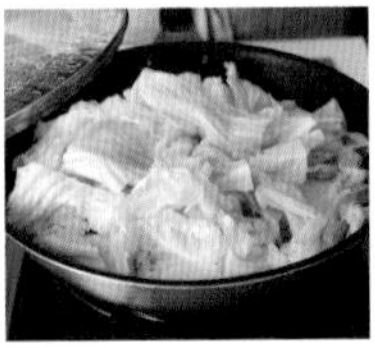

**2 蒸し煮にする。**
蒸気が出てきたら中火にし、ときどき返しながら5分ほど蒸し煮にする。

**保存**

キャベツが冷めたら保存容器に入れる。冷蔵庫で3～4日保存OK。

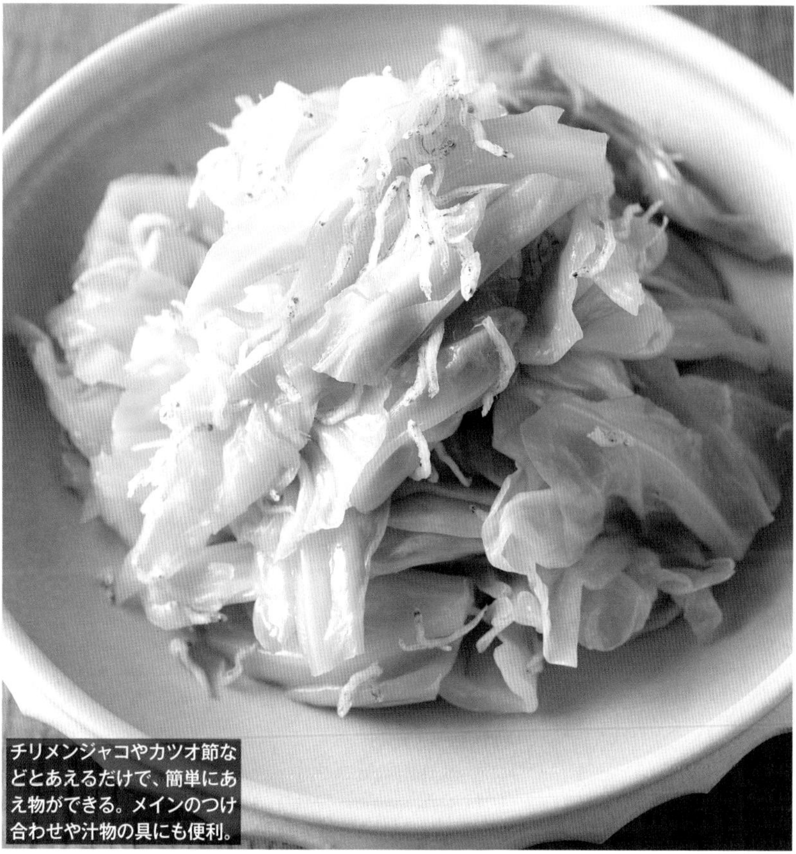

チリメンジャコやカツオ節などとあえるだけで、簡単にあえ物ができる。メインのつけ合わせや汁物の具にも便利。

こんなメニューに展開!

蒸しておいたキャベツに混ぜるだけ!

# キャベツとジャコのゴマ油あえ

1人分　62kcal、塩分1.3g　調理時間1分

**材料**(2人分)

キャベツの蒸し煮(右記参照)……200g
チリメンジャコ……20g
ゴマ油……小さじ1

**作り方**

ボウルにすべての材料を入れて混ぜ合わせ、器に盛る。

## ベジ蒸しストックー②

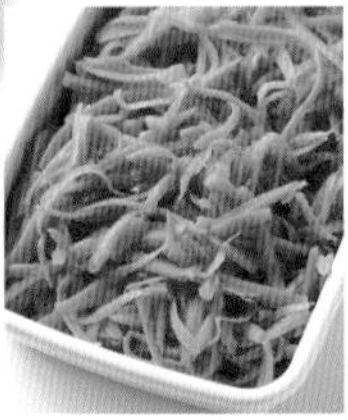

オイルを加えて蒸すと、βカロテンを効率よく吸収できます

# ニンジンのオイル蒸し煮

**材料**(作りやすい分量)

ニンジン……2本(300g)

A
- 塩……小さじ1/3強(1.5g)
- 水……大さじ1

オリーブオイル……小さじ2

**作り方**

**1** ニンジンを入れる。
ニンジンはよく洗い、皮付きのまま千切りにする。小さめの器にAを混ぜ合わせる。フライパンにニンジンを入れてAとオリーブオイルを回しかけ、蓋をして強火にかける。

**2** 蒸し煮にする。
蒸気が出てきたら中火にし、ときどき返しながら1~2分蒸し煮にする。

**保存**

冷めたら保存容器に入れる。冷蔵庫で3~4日保存OK。

こんなメニューに展開!

粒マスタードの風味が後をひく

# キャロットラペ

1人分　92kcal、塩分0.8g　調理時間5分

**材料**(2人分)

ニンジンのオイル蒸し煮(上記参照)……150g

A
- タマネギのすりおろし……小さじ1
- 粒マスタード……小さじ1
- 白ワインビネガー・オリーブオイル……各小さじ2
- 塩……少々

**作り方**

ボウルにAを入れて混ぜ合わせ、ニンジンのオイル蒸し煮を加えてあえ、器に盛る。

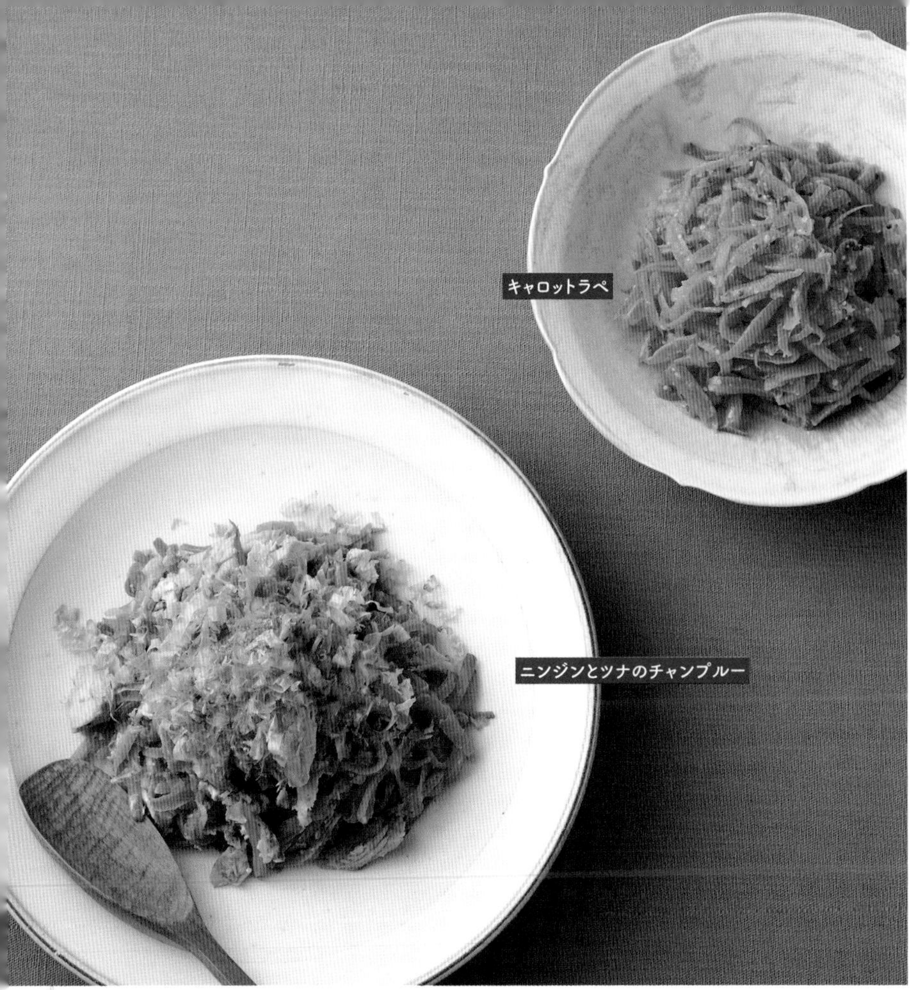
キャロットラペ
ニンジンとツナのチャンプルー

こんなメニューに展開!

炒め時間をグッと短縮できます

# ニンジンとツナのチャンプルー

1人分　218kcal、塩分1.1g　調理時間10分

**材料**（2人分）

| | |
|---|---|
| ニンジンのオイル蒸し煮（右記参照） | 150g |
| ツナ | 小1缶 |
| 卵 | 1個 |
| サラダ油 | 小さじ1 |
| カツオ節 | 2パック |
| 砂糖・醤油 | 各小さじ1/2 |

**作り方**

1 ツナは缶汁を切る。卵は割りほぐす。フライパンにサラダ油を中火で熱し、ニンジンのオイル蒸し煮とツナを入れて熱くなるまで炒める。

2 仕上げ用に少し残してカツオ節を加えて炒め、砂糖と醤油で調味する。溶き卵を回し入れて手早く炒め、器に盛り、仕上げ用のカツオ節を振る。

## ベジ蒸しストック—③

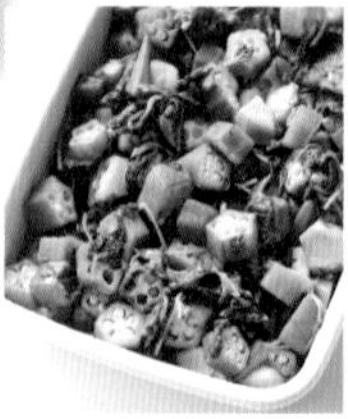

ネバネバ素材は、2種類まとめて蒸しておくと便利に使えます

# オクラとモロヘイヤの蒸し煮

**材料**（作りやすい分量）

オクラ……2パック（200g）
モロヘイヤ……1袋（50g）
A 塩……小さじ1/4
A 水……大さじ2

**作り方**

**1** 下準備をする。
オクラはガクを切り、1cm幅の小口切りにする。モロヘイヤは葉を摘んで枝を除き、ざく切りにする。小さめの器にAを混ぜ合わせる。

**2** オクラとモロヘイヤを入れる。
フライパンにオクラとモロヘイヤを入れ、Aを回しかけ、蓋をして強火にかける。

**3** 蒸し煮にする。
蒸気が出てきたらひと混ぜし、再び蓋をして1分ほど蒸し煮にする。

**保存**

冷めたら保存容器に入れる。冷蔵庫で3～4日保存OK。

こんなメニューに展開!

豆腐にたっぷりからめて召し上がれ

# ネバネバ冷ややっこ

1人分　127kcal、塩分1.0g　調理時間5分

**材料**（2人分）

オクラとモロヘイヤの蒸し煮
（上記参照）……100g
木綿豆腐……1丁（300g）
A だし……大さじ1
A 醤油……小さじ1/2
A 塩……小さじ少々
ショウガのすりおろし
……1かけ分

**作り方**

小さめの器にAを混ぜ合わせる。器に木綿豆腐を盛ってオクラとモロヘイヤの蒸し煮をのせ、Aをかけてショウガをのせる。

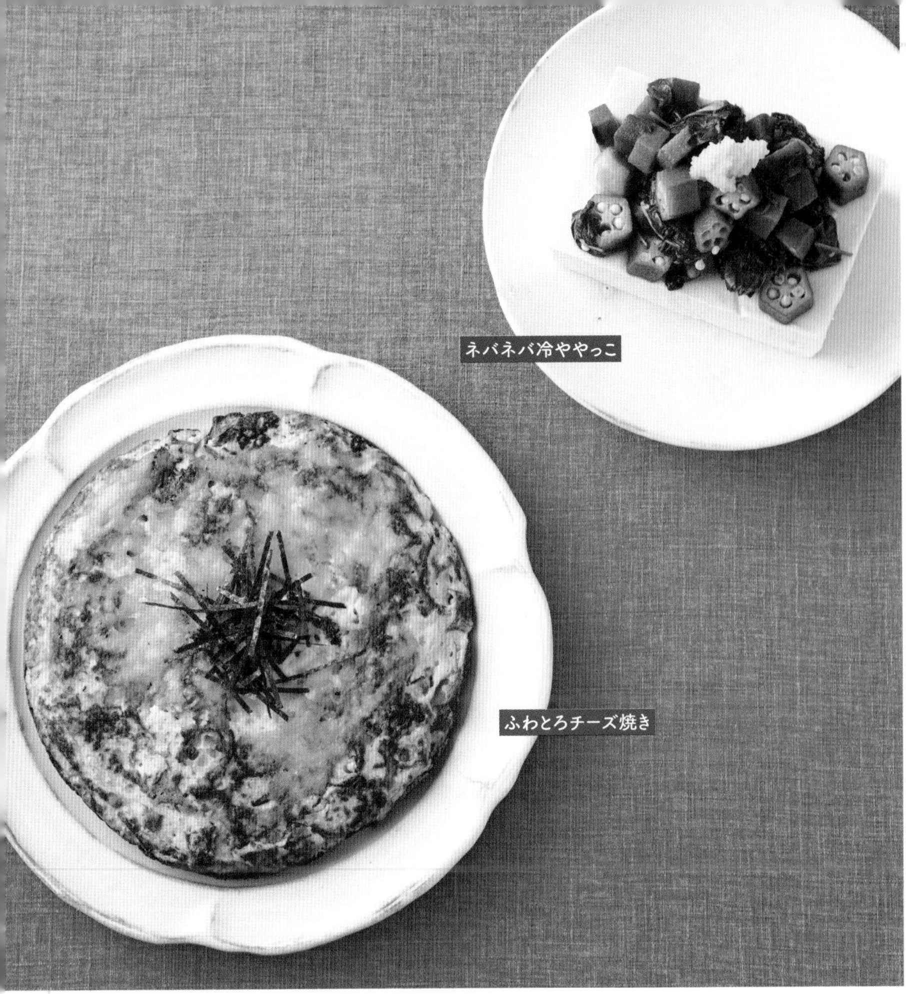


こんな
メニューに
展開!

とろろと混ぜてお好み焼き風に

# ふわとろチーズ焼き

1人分　245kcal、塩分1.0g　調理時間15分

**材料**（2人分）

| | | |
|---|---|---|
| A | オクラとモロヘイヤの蒸し煮（右記参照） | 100g |
| A | ナガイモ | 8cm |
| A | 溶き卵 | 1個分 |
| | ピザ用チーズ | 50g |
| | サラダ油 | 小さじ1 |
| | 刻みのり | 適量 |

**作り方**

1 ナガイモは皮をむいてすりおろす。ボウルにAとピザ用チーズ½量を入れて混ぜ合わせる。

2 フライパンにサラダ油を中火で熱し、1を流し入れる。残りのピザ用チーズをのせ、蓋をして焼く。底に焼き色がついたら裏返し、こんがりとするまで焼く。器に盛り、刻みのりをのせる。

ファイバー常備菜①

# ゴボウ

## 酢でさっぱりとした味つけに

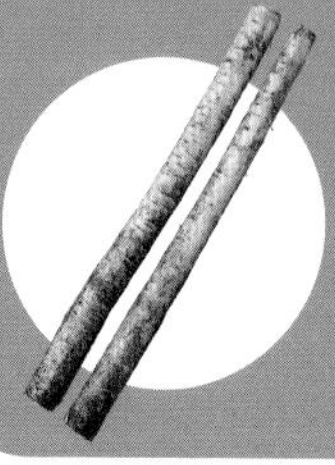

ゴボウはかみごたえがあり、満腹感が得られます。また、食物繊維が多いうえ、水溶性と不溶性がほぼ1対1。甘辛いきんぴらではなく、さっぱりとした味つけだと飽きずに続けられます。

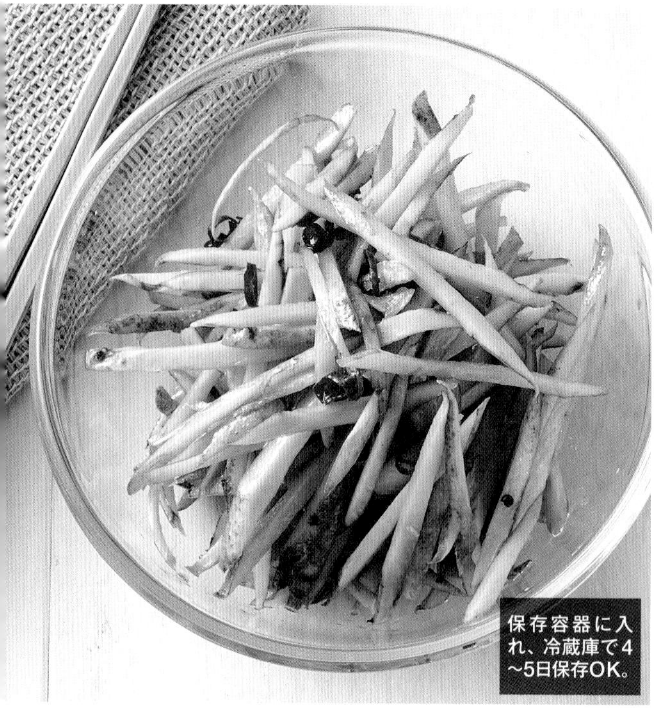

保存容器に入れ、冷蔵庫で4～5日保存OK。

酢でまろやかな味わいに

## ゴボウの酢きんぴら

1人分　54kcal、塩分0.2g　調理時間15分

**材料**（作りやすい分量　4人分）

| | | |
|---|---|---|
| | ゴボウ | 1/2本 |
| | ニンニク | 1かけ |
| | 赤唐辛子の小口切り | 1本分 |
| A | 酢 | 大さじ1 |
| A | 醤油・ハチミツ | 各小さじ1 |
| | サラダ油 | 大さじ1 |

**作り方**

1. ゴボウは皮をよく洗い、斜め薄切りにしてから細切りにする。ニンニクはたたいてつぶす。小さめの器にAを混ぜ合わせる。
2. フライパンにサラダ油とニンニクを中火で熱し、香りが立ったら赤唐辛子とゴボウを加えて炒める。
3. しんなりとしたらAを加え、汁気がなくなるまで炒める。

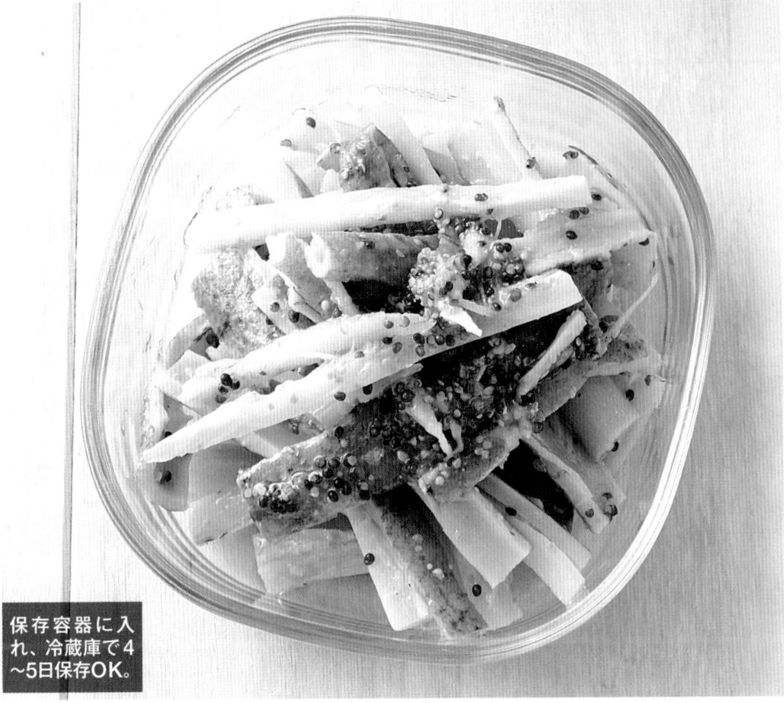

保存容器に入れ、冷蔵庫で4〜5日保存OK。

たたいて味のしみ込みをアップ

# ゴボウのさっぱりサラダ

1人分　47kcal、塩分0.6g　調理時間20分

**材料**（作りやすい分量　4人分）

| | | |
|---|---|---|
| | ゴボウ | 1/2本（100g） |
| | 塩 | 少々 |
| A | 白ワインビネガー・オリーブオイル | 各大さじ1 |
| A | タマネギのすりおろし・粒マスタード | 各小さじ1 |
| A | 塩 | 小さじ1/4 |

**作り方**

1 ゴボウは皮をよく洗い、6〜7cm長さに切る。塩を加えた熱湯で10〜15分ゆで、ざるにあげる。粗熱が取れたら麺棒などでたたき、縦に4〜6つに割く。

2 ボウルにAを入れて混ぜ合わせ、1を加えてあえる。

ファイバー常備菜②

# コンニャク・シラタキ

## 低カロリー食材を食べやすく調理

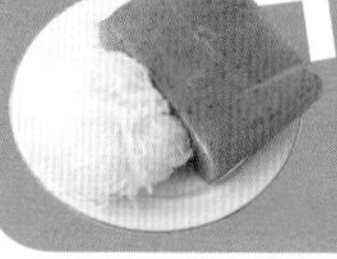

コンニャクイモが原料で、低カロリーなダイエット食材。ポイントは下処理。塩を振ってもみ、さっと洗ってから調理すれば、くさみがとれ、ぐんとおいしくなります。

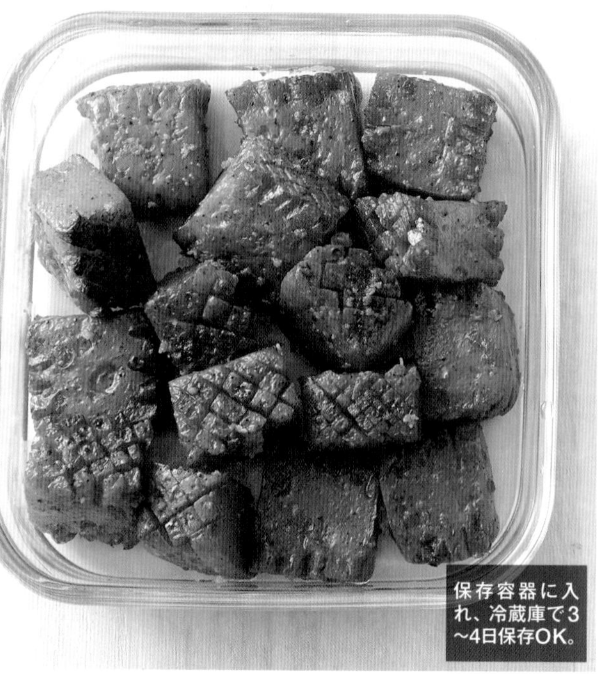

保存容器に入れ、冷蔵庫で3～4日保存OK。

下味がおいしさのポイント

### コンニャクのニンニク醤油焼き

1人分　36kcal、塩分0.7g　調理時間20分

**材料**(4人分)

| | | |
|---|---|---|
| | コンニャク | 1枚 |
| A | ニンニクのすりおろし | 小さじ1 |
| A | 醤油 | 大さじ1 |
| | オリーブオイル | 大さじ1 |

**作り方**

1 コンニャクは両面に5mm幅の格子状の切り目を入れ、一口大の角切りにする。塩大さじ1(分量外)を振ってもみ、洗う。

2 熱湯で1を3～4分ゆで、ざるに上げて水気を切り、Aをからめて10分置く。

3 フライパンにオリーブオイルを中火で熱し、2を入れて両面をこんがりと焼く。

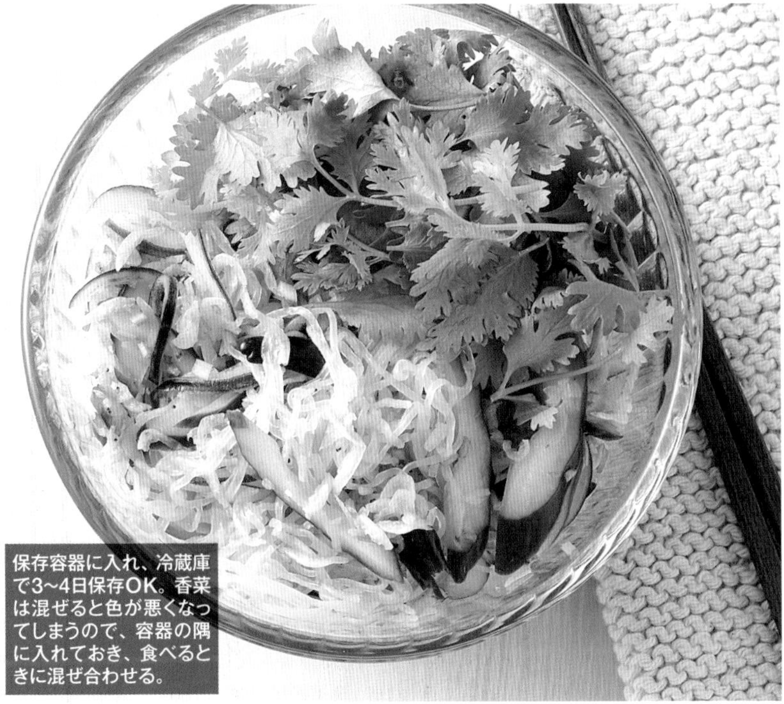

保存容器に入れ、冷蔵庫で3~4日保存OK。香菜は混ぜると色が悪くなってしまうので、容器の隅に入れておき、食べるときに混ぜ合わせる。

人気メニューをシラタキで

# シラタキのヤムウンセン風

1人分　34kcal、塩分1.2g　調理時間10分

**材料**（作りやすい分量　4人分）

シラタキ……1袋（350g）
塩……大さじ1
キュウリ……1/2本
紫タマネギ……1/4個
香菜……2株

A
- 小エビ（素干し）……20g
- 赤唐辛子（半分にちぎる）……1本分
- ニンニクのすりおろし……少々
- ナンプラー・レモン汁……各大さじ1
- 砂糖……大さじ1/2

**作り方**

1. シラタキはざく切りにし、塩を振ってもみ、洗う。熱湯で2~3分ゆで、水気を切る。キュウリは縦半分に切り、斜め薄切りにする。紫タマネギは縦に薄切りにする。香菜は葉を摘み、茎は小口切りにする。
2. ボウルにAと紫タマネギ、香菜の茎を入れて混ぜ合わせる。シラタキ、キュウリを加えてあえる。香菜の葉は添える。

## ファイバー常備菜③

# 切り干し大根

### 水で戻さずに食感を楽しむ

切り干し大根は、「水で戻すもの」という固定観念から離れ、水で戻さずに使い、シャキシャキとした食感を生かします。ヨーグルトを用いたレシピは、まるでチーズのような味わいです。

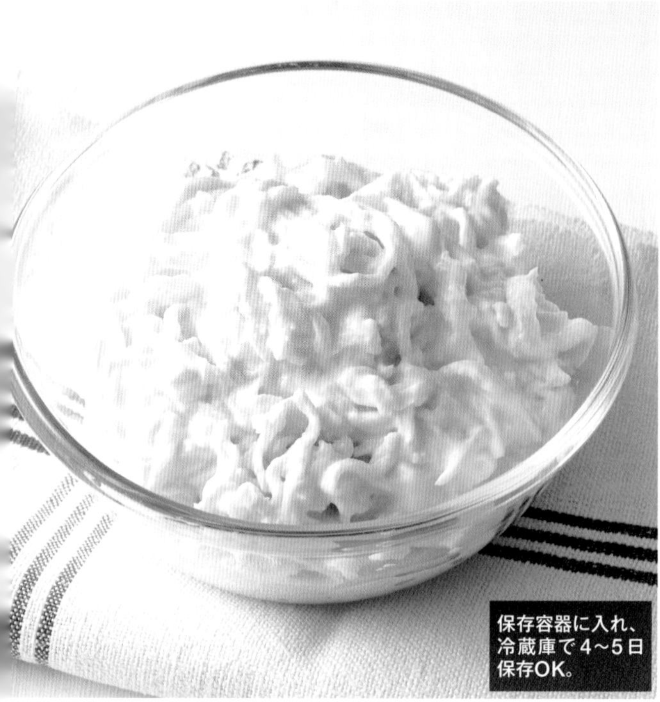

保存容器に入れ、冷蔵庫で4～5日保存OK。

食感とまろやかな酸味が絶妙

## 切り干し大根ヨーグルト

1人分　119kcal、塩分0.8g
調理時間3分（切り干し大根がヨーグルトになじむ時間を除く）

**材料**（作りやすい分量　4人分）

| | | |
|---|---|---|
| 切り干し大根（乾燥） | | 60g |
| A | プレーンヨーグルト | 2カップ（420g） |
| A | 塩麹 | 大さじ1 |

**作り方**

1. 切り干し大根はよくもみ洗いして3cm長さに切り、水気をしっかりと絞る。
2. 保存容器にAを入れて混ぜ、1を加えて混ぜ合わせる。冷蔵庫に1時間以上おく。

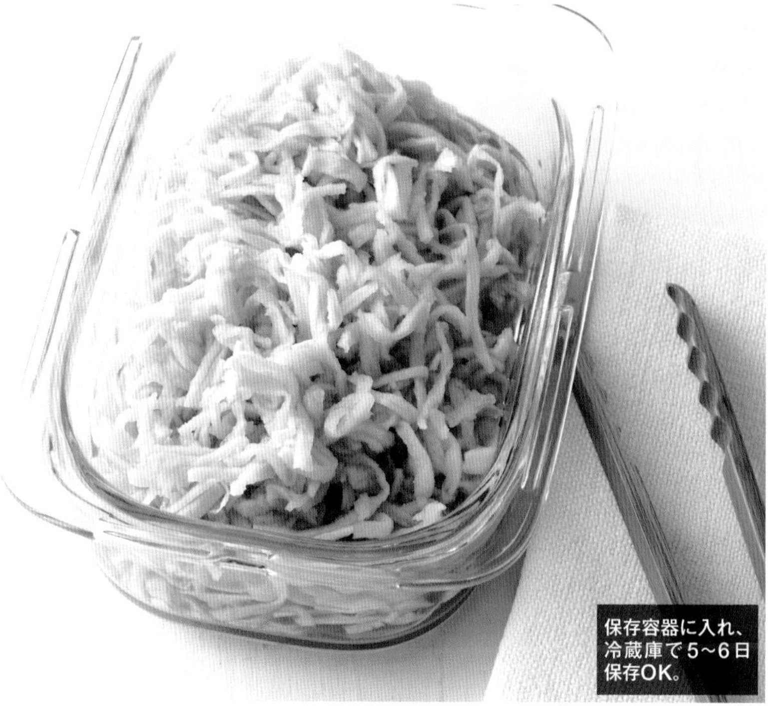


だしのうまみがしみ込む

# 切り干し大根のだし浸し

1人分　47kcal、塩分1.3g　調理時間5分

**材料**（作りやすい分量　4人分）

| | | |
|---|---|---|
| 切り干し大根（乾燥） | | 60g |
| A | だし汁 | 300ml |
| A | 塩・醤油 | 各小さじ1 |

**作り方**

1 切り干し大根はよくもみ洗いしてざく切りにする。

2 鍋にAと1を入れて中火にかけ、煮立ったら火を止めてそのまま冷ます。

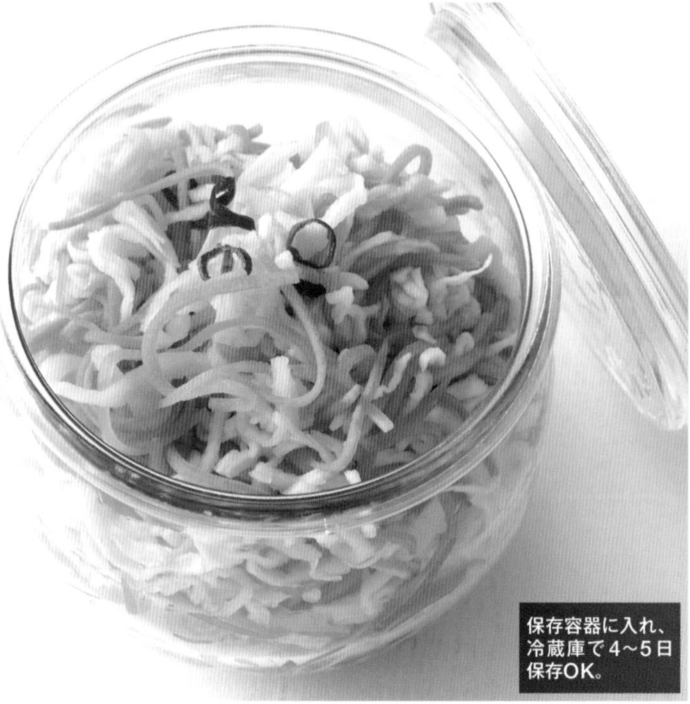

保存容器に入れ、
冷蔵庫で4～5日
保存OK。

戻さず使い、歯ざわりを楽しむ

# 切り干し大根のエスニックなます

1人分　72kcal、塩分0.8g　調理時間8分

**材料**（作りやすい分量　4人分）

| | |
|---|---|
| 切り干し大根（乾燥） | 60g |
| ニンジン | 1/3本 |
| A 赤唐辛子の小口切り | 1本分 |
| A 酢・水 | 各大さじ4 |
| A 砂糖 | 大さじ2 |
| A 塩 | 小さじ1/2 |

**作り方**

1 切り干し大根はよくもみ洗いしてざく切りにし、水気をしっかりと絞る。ニンジンは皮をむいて細切りにする。

2 ボウルにAを入れて混ぜ、1を加えて混ぜ合わせる。

Step1

Step2

Step3

## 味つけ冷凍をマスター

# 魚・卵・肉・大豆
# たんぱく質をしっかり！

筋肉、骨、肌をつくるたんぱく質。肉や魚は、味つけ冷凍にしておくと、レンチンでおかず完成。豆腐や大豆をたっぷり食べる方法もご紹介します。

# 筋肉、骨、肌の健康を支える たんぱく質のおかず

たんぱく質は筋肉、骨、肌の材料。不足すると、筋肉がやせ、基礎代謝が落ちますし、肌や髪にも影響します。成人女性は1日50gのたんぱく質をとるように推奨されていますが、1食でとるのは難しいため、3食に分けてしっかりとることが大切です。

第一歩は、調理が簡単な卵。ゆるゆる半熟卵にしたり、味玉にしてストックしておくことをオススメします。

豆腐は焼いたり炒めたりすると、ボリューム感のあるおかずが簡単に作れます。水切りは15分程度でもできますが、一晩かけると、おいしさが段違いです。

脂質の少ない鶏胸肉は、自家製サラダチキンにしておくと、便利です。じわじわと熱が入るように調理すればパサつきません。

魚は、刺し身や切り身魚を使って、薬味を合わせれば、食べやすくなります。

58ページからは「畑の肉」とも呼ばれている大豆のおかずも紹介しています。

たんぱく質のおかずー①

# 毎日手軽にとれる!
# ［卵］

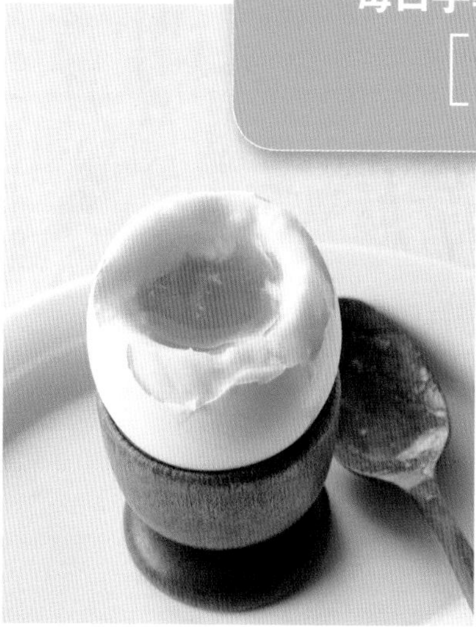

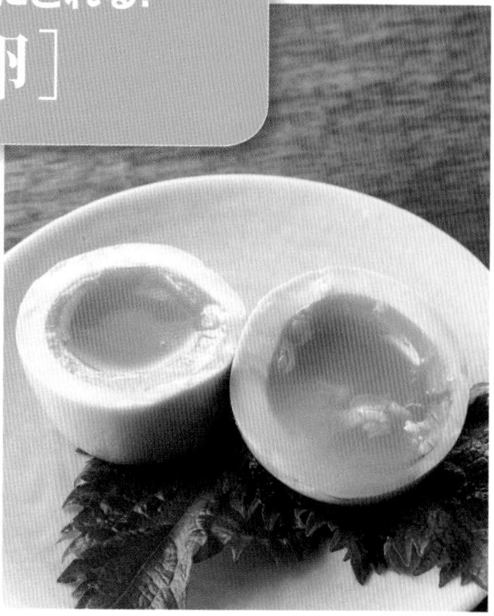

スプーンですくって召し上がれ

## ゆるゆる半熟卵

1個分　77kcal、たんぱく質6g、塩分0.5g
調理時間7分

**材料**（2個分）

卵（冷蔵庫から出してすぐのもの）……2個
塩……少々

**作り方**

1 鍋に卵を入れ、かぶるくらいの水を入れて強火にかける。煮立ったら吹きこぼれない程度に火を弱め、2分ゆでる。

2 卵を氷水にとり、手で触れるくらいの温度になったら、卵のとがった方を上にしてエッグスタンドにのせる。スプーンで殻を割り、塩を振って食べる。

黄身の半熟具合がたまりません

## とろとろ味玉

1個分　77kcal、たんぱく質6g、塩分0.2g
調理時間15分（調味液に漬ける時間は除く）

**材料**（6個分）

卵（室温に戻したもの）……6個
A ┌ だし汁……200ml
　 └ 醤油・みりん……各大さじ2

**作り方**

1 直径18cmの鍋にたっぷりの水を入れて強火にかけ、沸騰したら卵を網じゃくしなどでそっと入れる。再び煮立ったら吹きこぼれない程度に火を弱め、5分ゆでる。

2 卵を氷水にとり、手で触れるくらいの温度になったら、下記を参照して殻をむく。

3 別の鍋にAを入れて中火にかけ、煮立ったら2を入れて火を止める。保存容器に移し、冷めたら冷蔵庫に入れる。おいしさの目安は翌日から3日間くらい。

### 卵の殻のむき方

氷水で急冷した卵を取り出し、先に卵の上下にひびを入れると、殻全体がむきやすくなる。

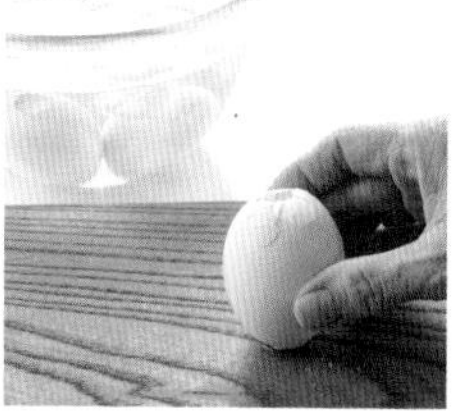

しっかり水切りするのがコツ

## 豆腐ステーキキノコソース

1人分　241kcal、たんぱく質13g、塩分1.2g　調理時間20分（豆腐の水切り時間は除く）

**材料**（2人分）

| | |
|---|---|
| 木綿豆腐 | 1丁（300g） |
| 塩・コショウ | 各少々 |
| マッシュルーム | 1パック |
| オリーブオイル | 大さじ1/2 |
| 小麦粉 | 適量 |
| バター | 10g |
| A ニンニクのみじん切り | 1かけ分 |
| A 赤唐辛子の小口切り | 1本分 |
| 白ワイン | 大さじ2 |
| 醤油 | 小さじ2 |
| クレソン | 4本 |

**作り方**

1 豆腐はペーパータオルに包んで重しをし、15分おいて水切りする。厚みを半分に切り、塩・コショウを振る。マッシュルームは薄切りにする。

2 フライパンにオリーブオイルを中火で熱し、豆腐に小麦粉を薄くまぶして入れ、3〜4分焼く。両面がこんがりしたら器に盛る。

3 フライパンにバターを入れて中火で熱し、Aを炒める。香りが立ったらマッシュルームを加えて炒め、しんなりしたら白ワインを加え、煮立たせてアルコールを飛ばす。醤油を加えて混ぜ合わせたら2にかけ、クレソンを添える。

野菜を変えてアレンジできる

## 豆腐と赤パプリカのチャンプルー

1人分　369kcal、たんぱく質28g、塩分1.6g　調理時間10分（豆腐の水切り時間は除く）

**材料**（2人分）

| | |
|---|---|
| 木綿豆腐 | 1丁（300g） |
| 赤パプリカ | 1個 |
| 豚ロース薄切り肉 | 100g |
| 卵 | 1個 |
| 花カツオ | 1/2カップ |
| ゴマ油・オリーブオイル | 各小さじ1 |
| A 醤油 | 小さじ1 |
| A 砂糖・塩 | 各小さじ1/3 |

**作り方**

1 豆腐はペーパータオルに包んで重しをし、15分おいて水切りする。赤パプリカは縦半分に切ってへたと種を除き、横に5mm幅に切る。豚肉は1cm幅に切る。卵は割りほぐす。花カツオは2/3量を手で細かくもむ。

2 フライパンにゴマ油を中火で熱し、豆腐を食べやすい大きさにちぎり入れ、全体に薄い焼き色をつけて取り出す。

3 フライパンにオリーブオイルを入れて中火で熱し、豚肉を炒める。肉の色が変わったらパプリカを加えて炒める。油が回ったら2を戻し入れ、花カツオとAを入れて炒め合わせる。

4 溶き卵を回し入れてざっと混ぜ合わせ、器に盛り、残りの花カツオをのせる。

たんぱく質のおかず―②

# 植物性のたんぱく源
# [豆腐]

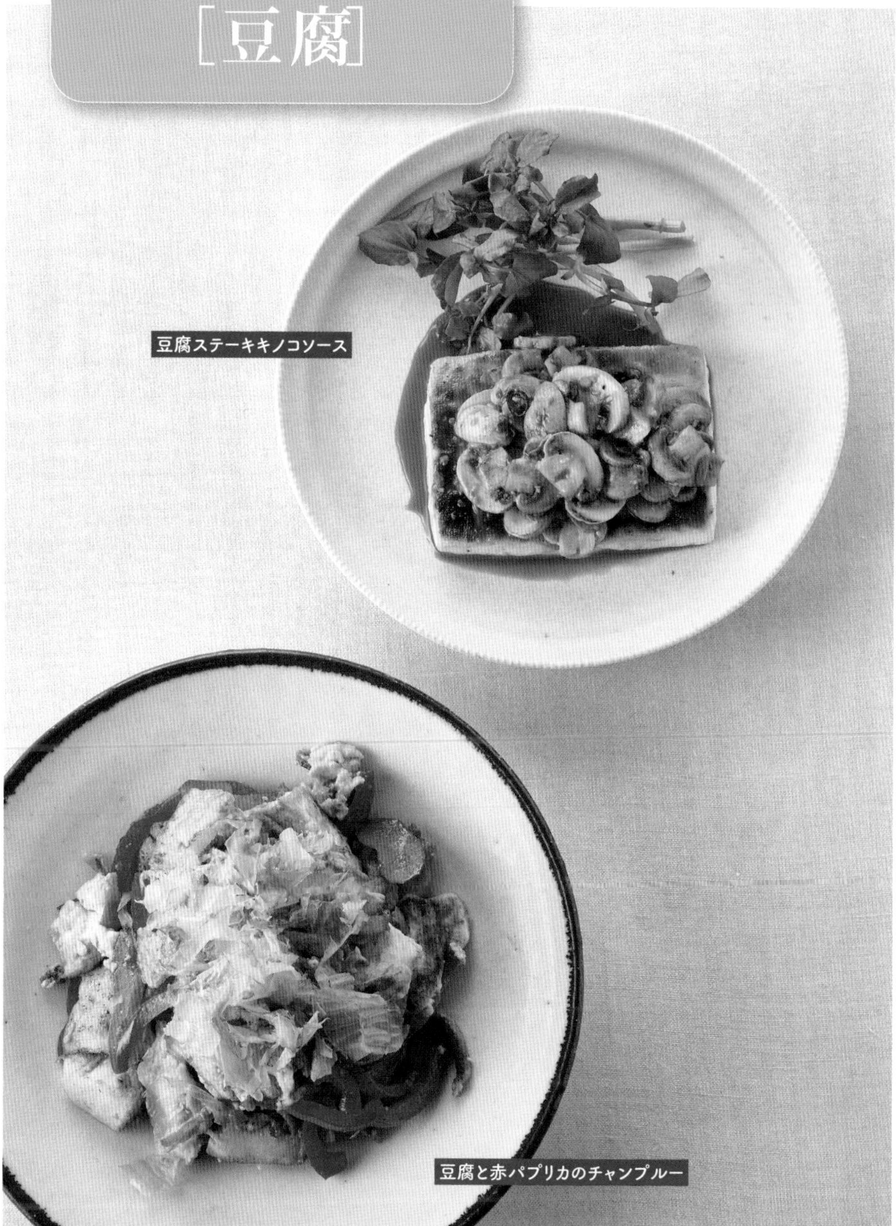

豆腐ステーキキノコソース

豆腐と赤パプリカのチャンプルー

たれの辛みが食欲を刺激！

# 簡単よだれ鶏

1人分　289kcal、たんぱく質18g、塩分1.7g
調理時間10分

**材料**（2人分）

自家製サラダチキン（右記参照）……1枚

たれ
- A
  - ショウガのすりおろし……1かけ分
  - ニンニクのすりおろし……1かけ分
  - ゴマ油……大さじ1
- 豆板醤……小さじ1/2
- B
  - 粉山椒・すり白ゴマ……各小さじ1/2
  - 酢・醤油……各小さじ2
  - 砂糖……小さじ1/2

ベビーリーフ……1パック

**作り方**

1. サラダチキンは薄切りにする。
2. たれを作る。小さめのフライパンにAを入れて中火にかけ、香りが立ったら豆板醤を加えて混ぜる。火を止め、Bを加えて混ぜ合わせる。
3. 器に1とベビーリーフを盛り、2のたれをかける。

まとめて作ってストック

# 自家製サラダチキン

**材料**（3枚分）

鶏胸肉（皮を除く）……3枚（600g）

- A
  - 塩……小さじ1
  - コショウ……少々
- B
  - 水……1000ml
  - タマネギの薄切り……1/4個分
  - ニンニク（押しつぶす）……1かけ分
  - ローリエ……1枚

**作り方**

1. 鶏胸肉にAをすり込み、室温で30分おく。
2. 直径24～26cmのフライパンにBを入れて強火で煮立て、1を入れて中火で2分ゆでる（鶏肉はしっかりと浸かっていないと、火が通りづらいので注意）。蓋をして火を止め、そのまま1時間おく。
3. ゆで汁から鶏肉を取り出し、1枚ずつラップで包む。残ったゆで汁は早めにスープなどに使う。

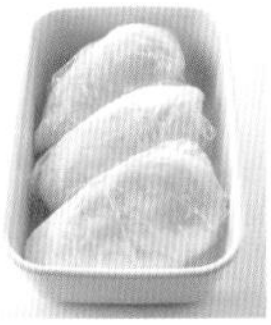

冷蔵庫で4～5日、冷凍庫で約1カ月保存可。冷凍したものは自然解凍してから使う。

さわやかでコクのある味わい

# ギリシャ風チキンサラダ

1人分　132kcal、たんぱく質15g、塩分0.9g　調理時間20分

**材料**（2人分）

自家製サラダチキン（上記参照）……1/2枚
プレーンヨーグルト……150g
キュウリ……1本

- A
  - タマネギのすりおろし……小さじ1
  - ニンニクのすりおろし……少々
  - 白ワインビネガー……小さじ2
- B
  - オリーブオイル……小さじ1
  - 塩……小さじ1/4

**作り方**

1. ボウルにざるをのせてペーパータオルを敷き、ヨーグルトを入れて10分おく。サラダチキンは1cm角くらいに切る。キュウリは縦4等分に切り、端から1cm幅に切る。
2. 別のボウルにAを入れて5分おき、ヨーグルト、Bを入れて混ぜる。サラダチキンとキュウリを加えて混ぜ合わせ、器に盛る。

たんぱく質のおかず—②

# 低脂質で高たんぱく［鶏胸肉］

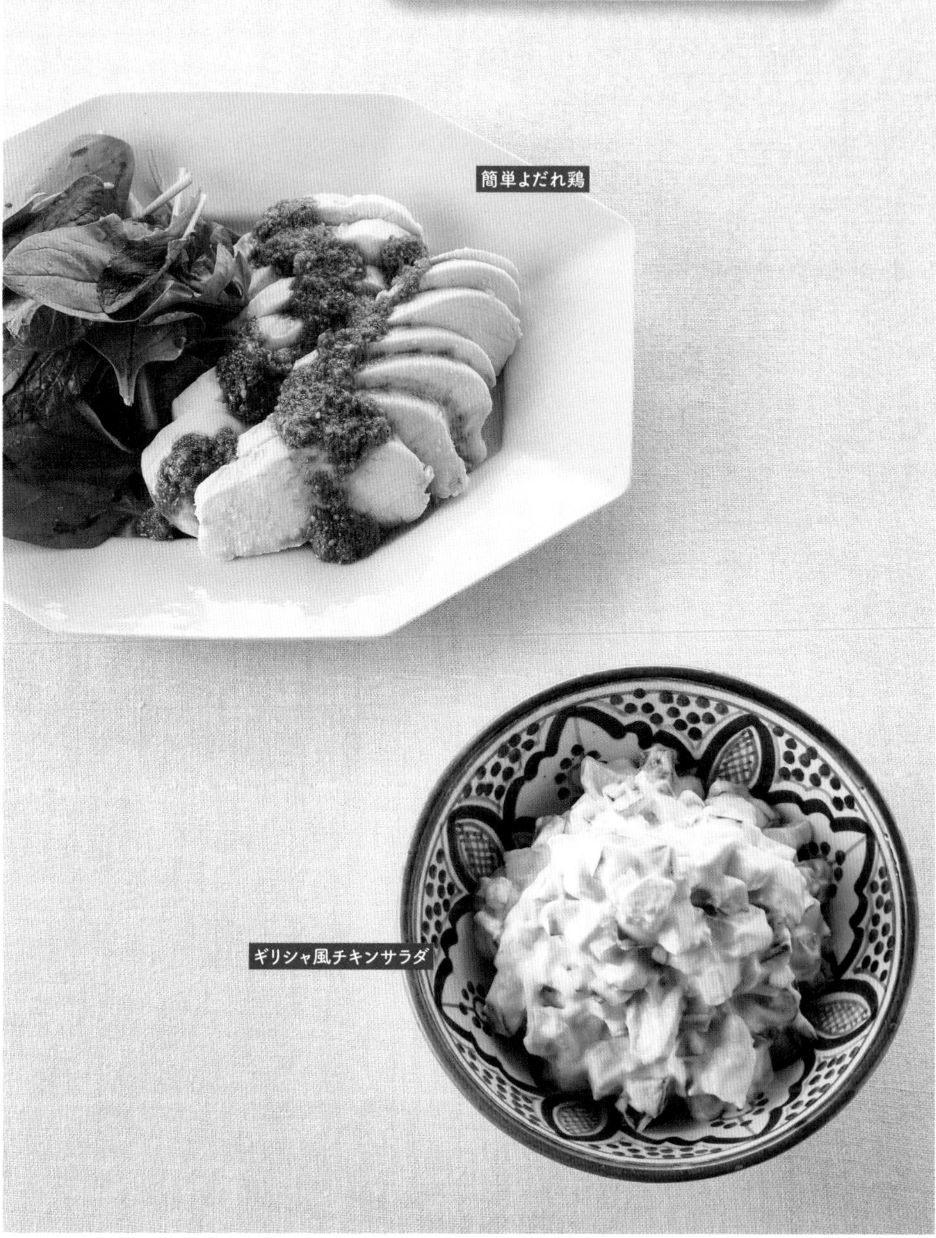

10分おくだけで驚きのおいしさ

## カツオのづけ

1人分　128kcal、たんぱく質27g、塩分1.0g　調理時間15分

**材料**（2人分）

カツオ（刺し身用）……200g

A
- ニンニクのすりおろし……1/2かけ分
- ショウガのすりおろし……1/2かけ分
- 醤油……小さじ2
- 砂糖……小さじ1/2

万能ネギの小口切り……4本分

**作り方**

1. 小さめの器にAを混ぜ合わせる。カツオは5mm厚さに切り、Aをまぶして10分おく。
2. 器に1を盛り、万能ネギを散らす。

サケの塩気とうまみを生かして

## サケの冷や汁風

1人分　137kcal、たんぱく質13g、塩分1.7g　調理時間10分

**材料**（2人分）

甘塩サケ……1切れ

酒……小さじ1

A
- キュウリ……1本
- ミョウガ……1個
- 青ジソ……5枚

B　すり白ゴマ・味噌……各小さじ2

水……200ml

氷……適量

**作り方**

1. 耐熱皿にサケを入れて酒を振り、ラップをかけて電子レンジで3分加熱し、骨と皮を除く。Aのキュウリとミョウガは薄い小口切りにする。青ジソは粗みじん切りにする。
2. ボウルにサケを細かくほぐし入れてヘラで押しつぶし、Bを加えて混ぜ合わせる。水を少しずつ加えて溶き伸ばす。
3. 器に2を盛って氷を入れ、Aを加える。

たんぱく質のおかず―②

# 薬味と合わせて食べやすく
# ［カツオ・サケ］

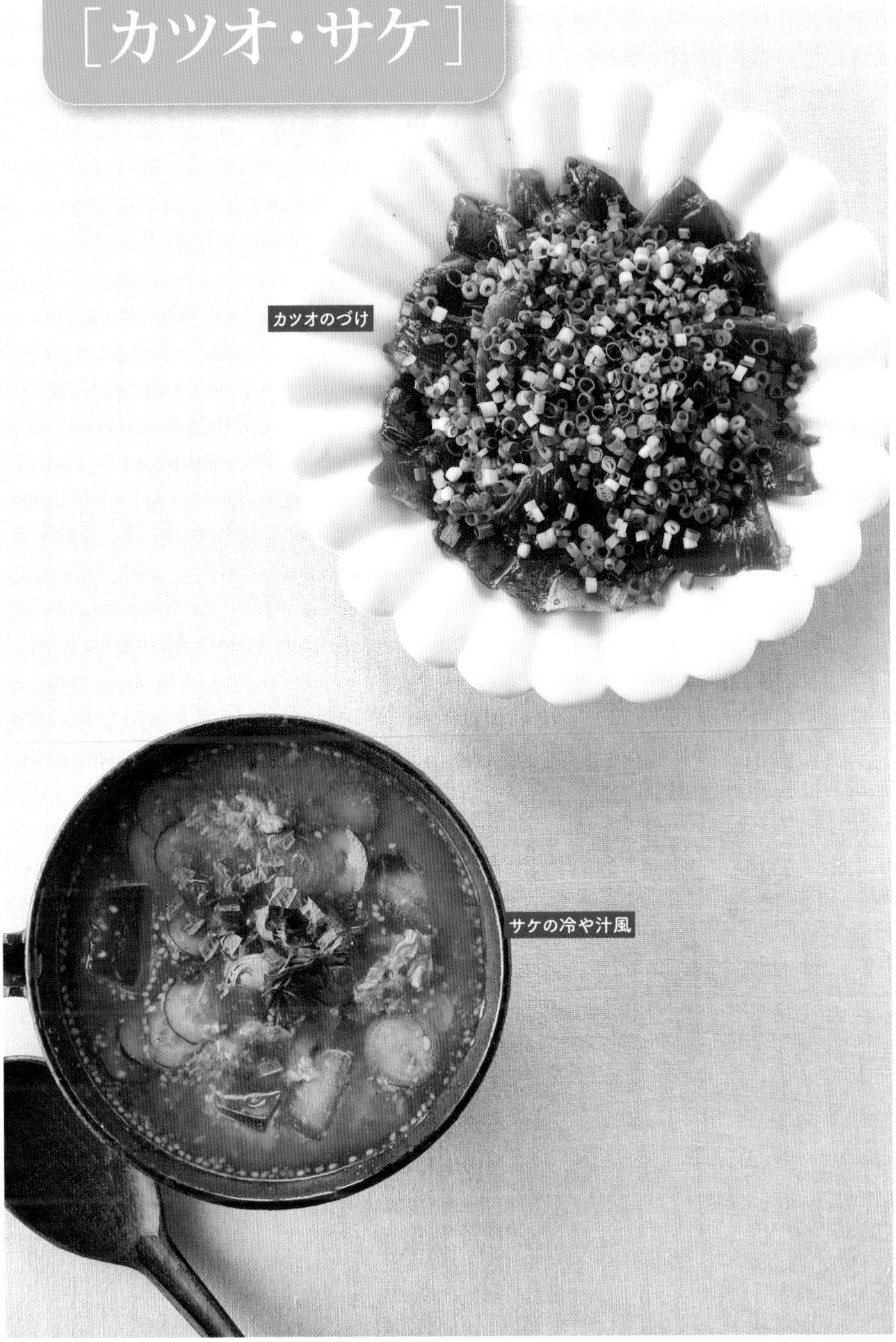

カツオのづけ

サケの冷や汁風

# 女性ホルモンをサポートする
# 大豆の食べ方

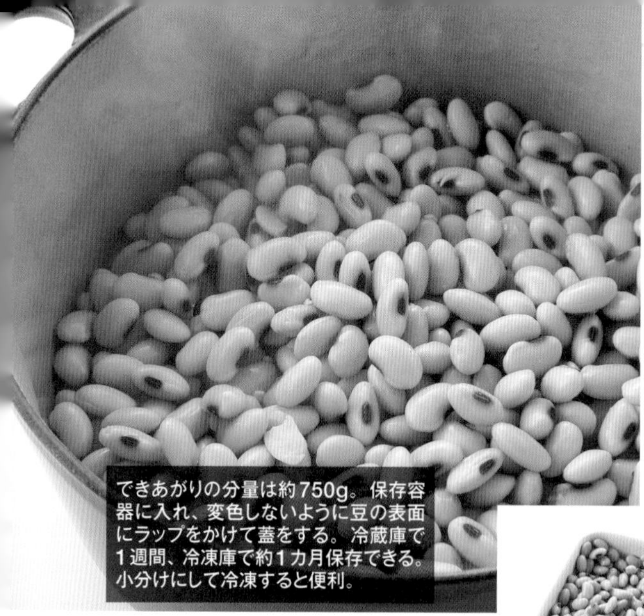

できあがりの分量は約750g。保存容器に入れ、変色しないように豆の表面にラップをかけて蓋をする。冷蔵庫で1週間、冷凍庫で約1カ月保存できる。小分けにして冷凍すると便利。

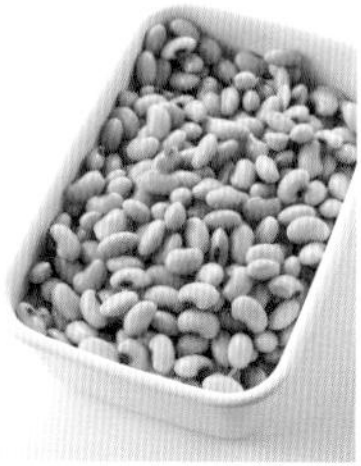

鍋でふっくらホクホクの蒸し上がり

## 蒸しゆで大豆

**材料**（作りやすい分量）

大豆（乾燥）……300g
水……600ml

**作り方**

1. 大豆は洗ってボウルに入れ、分量の水に豆のシワがなくなるまで6〜8時間浸して戻す。
2. 厚手の鍋に大豆と戻し汁1カップを入れて強火にかけ、煮立ったら蓋をして弱火で30〜50分蒸しゆでにする。

＊ 蓋がぴったり閉まる、厚手の鍋で作るのがコツ

たんぱく質のほか、食物繊維、ビタミン、ミネラルなどを含む大豆。女性ホルモンに似た成分、大豆イソフラボンを含むため、女性は意識してとりたい食材です。

私自身は蒸しゆで大豆をストックしています。乾燥大豆を少なめの水で蒸すようにゆでるので、栄養の流出を防げます。レシピは市販の蒸し大豆を使ってもかまいません。

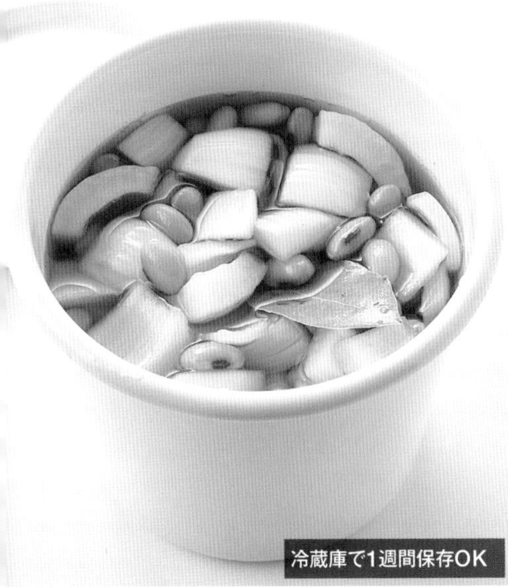


ほどよい酸味で食べやすい

## 大豆ピクルス

調理時間10分（漬ける時間は除く）

**材料**（作りやすい分量）

蒸しゆで大豆（右記参照）……200g
新タマネギ……1個
A
- 白ワインビネガー（または酢）・水……各大さじ6
- 砂糖……大さじ4
- 塩……小さじ2
- ローリエ……1枚

**作り方**

1 新タマネギは一口大に切る。

2 鍋にAを入れて中火にかけ、ひと煮立ちしたら火を止めて冷ます。

3 保存容器に2と大豆、新タマネギを入れ、30分以上漬ける。

こんなメニューに展開!

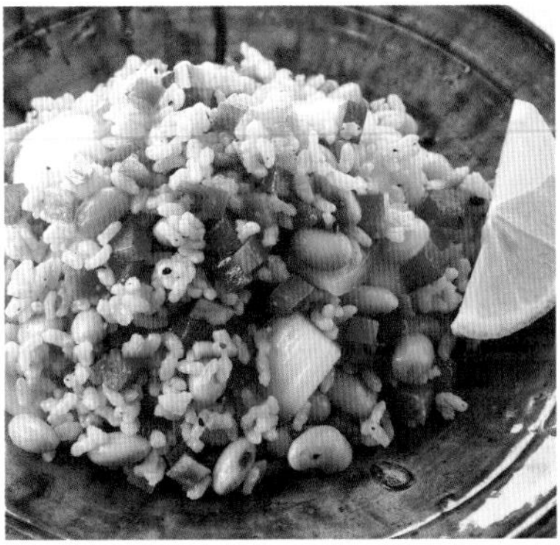

ご飯に混ぜて

## 大豆ライスサラダ

**材料と作り方**

赤パプリカ1/2個とピーマン1個はへたと種を取り、みじん切りにする。ボウルに、汁気を切った大豆ピクルス（上記参照）100g、赤パプリカ、ピーマン、温かいご飯（発芽米または白米）150g、オリーブオイル小さじ2を入れて混ぜ合わせる。器に盛り、くし形に切ったレモンを添える。

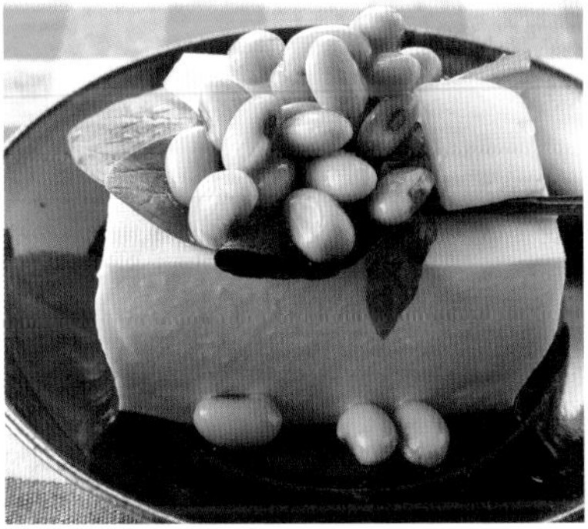

豆腐にのせて

## 大豆やっこ

**材料と作り方**

木綿豆腐1丁（300g）は食べやすく切る。器に盛り、ベビーリーフ10gと大豆ピクルス（上記参照）60gをのせる。

大豆のおかずー①

# ＼主菜に／ 肉と合わせてボリュームのあるおかずに

甘辛い味噌味が大豆によく合う

## 大豆と豚肉の味噌炒め

1人分　396kcal、塩分1.4g　調理時間15分

**材料**（2人分）

| | | |
|---|---|---|
| | 蒸しゆで大豆（P.58参照） | 150g |
| | 豚ロース薄切り肉 | 150g |
| A | 酒・片栗粉 | 各小さじ1 |
| A | 醤油 | 小さじ1/2 |
| | ショウガ | 1かけ |
| | 万能ネギ | 2本 |
| B | 味噌・酒 | 各大さじ1 |
| B | 砂糖 | 小さじ1/2 |
| | サラダ油 | 大さじ1/2 |

**作り方**

1 豚肉は5～6cm長さに切り、Aをもみ込む。ショウガは皮をむいて千切りにする。万能ネギは斜め薄切りにし、水にさらして水気を切る。小さめの器にBを混ぜ合わせる。

2 フライパンにサラダ油を中火で熱し、ショウガを炒める。香りが立ったら豚肉を加え、ほぐれるまで炒める。大豆を加えて混ぜ、油が回ったらBを加えて炒め合わせる。器に盛り、万能ネギをのせる。

うまみたっぷりの洋風煮物

## 大豆と手羽先の白ワイン蒸し

1人分　336kcal、塩分1.6g　調理時間25分

**材料**（2人分）

| | | |
|---|---|---|
| | 蒸しゆで大豆（P.58参照） | 150g |
| | 鶏手羽先 | 4本 |
| A | 塩 | 小さじ1/2 |
| A | コショウ | 少々 |
| | タマネギ | 1/2個 |
| | ニンニク | 1かけ |
| | オリーブオイル | 大さじ1/2 |
| B | 白ワイン・水 | 各大さじ3 |
| | 塩・コショウ・粗びき黒コショウ | 各少々 |

**作り方**

1 鶏手羽先は裏から骨に沿って切り込みを入れ、Aをすり込む。タマネギは縦に薄切りにする。ニンニクはへらなどで押し潰す。

2 鍋にオリーブオイルを中火で熱し、鶏手羽先を入れて焼き色をつける。タマネギ、ニンニクを加えて炒め、しんなりしたら大豆とBを加え、蓋をして15分煮る。

3 塩、コショウで味を調え、器に盛って粗びき黒コショウを振る。

※蒸しゆで大豆は、市販の蒸し大豆でもOK

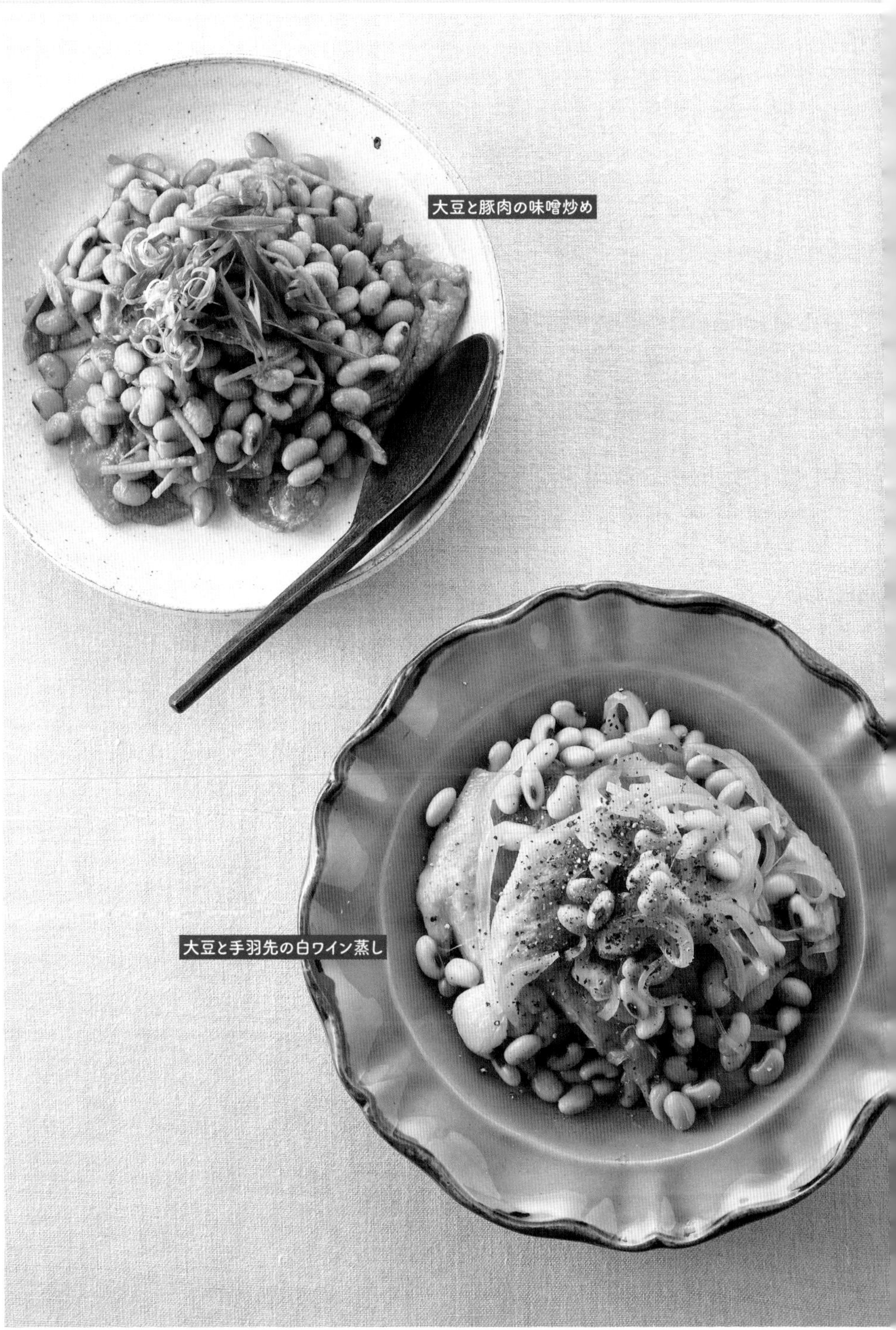

大豆と豚肉の味噌炒め

大豆と手羽先の白ワイン蒸し

\副菜に/

# 野菜と組み合わせてヘルシーなおかずに

ゴマ油の香りが食欲を誘う

## 大豆と菜の花のナムル

1人分　203kcal、塩分1.3g　調理時間10分

**材料**（2人分）

蒸しゆで大豆（P.58参照）……150g
菜の花……200g
塩……少々
A ゴマ油……小さじ2
A 塩……小さじ1/3
A ニンニクのすりおろし……少々

**作り方**

1 鍋に湯を沸かして塩を加え、菜の花を色鮮やかになるまでゆでる。ざるに上げて冷まし、食べやすい長さに切って水気を絞る。

2 ボウルに1と大豆を入れ、Aを順に加えてその都度混ぜ、器に盛る。

いつものサラダに大豆をプラス

## トマトとクレソンのビーンズサラダ

1人分　246kcal、塩分1.0g　調理時間15分

**材料**（2人分）

蒸しゆで大豆（P.58参照）……150g
トマト……2個
クレソン……1束（30g）
新タマネギ……1/2個
白ワインビネガー（または酢）……大さじ1
A 塩……小さじ1/3
A コショウ……少々
A オリーブオイル……大さじ1

**作り方**

1 トマトはへたを取り、1cm幅のくし形切りにする。クレソンは葉を摘み、茎は1cm長さに切る。新タマネギは縦に薄切りにしてバットなどに広げ、10分おいて空気にさらす。

2 ボウルに新タマネギを入れ、白ワインビネガーをまぶす。大豆、トマト、クレソンを入れて混ぜ、Aを順に加えてその都度混ぜ、器に盛る。

※蒸しゆで大豆は、市販の蒸し大豆でもOK

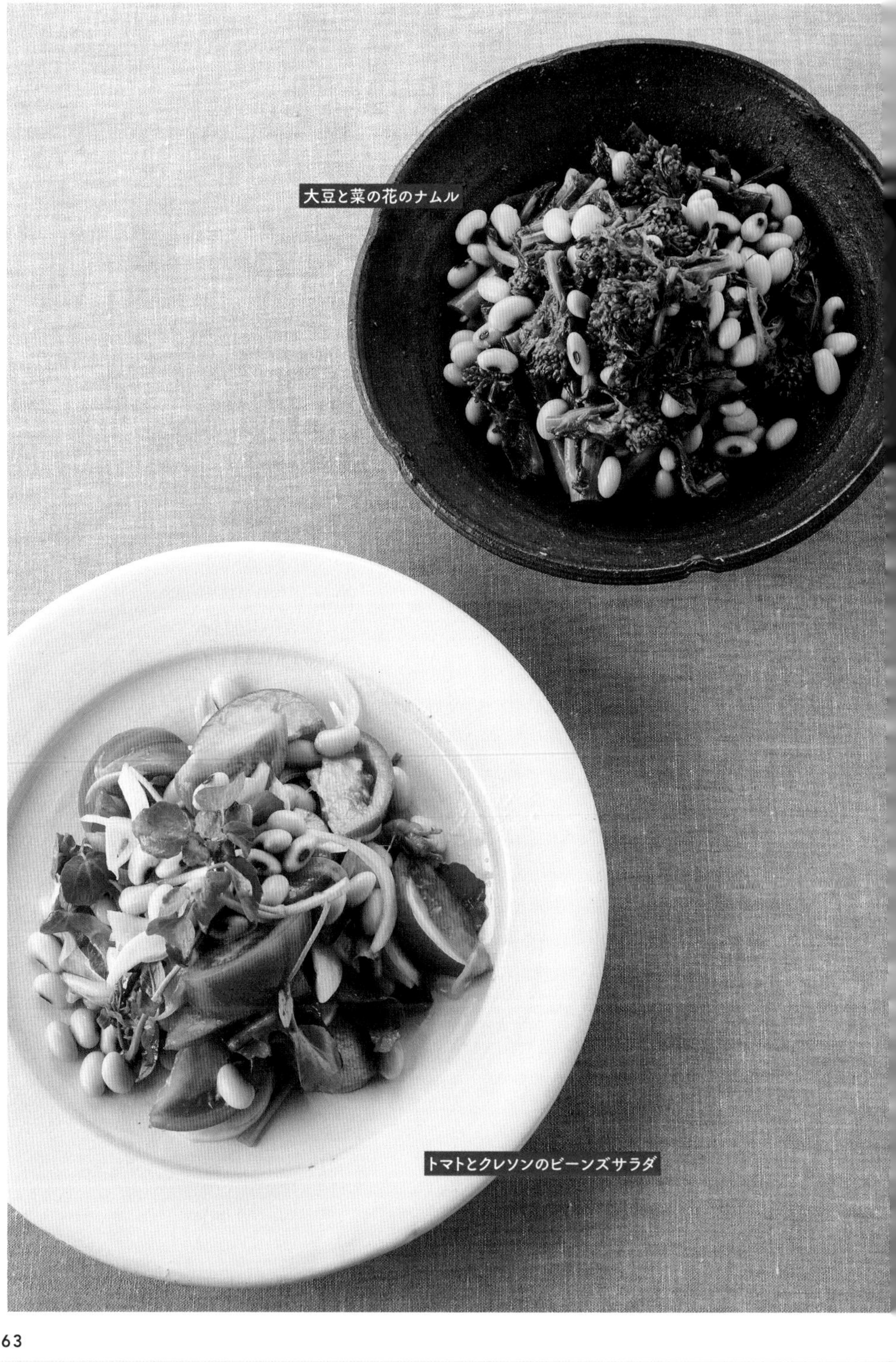

大豆と菜の花のナムル

トマトとクレソンのビーンズサラダ

レンチンで完成！

# 味つけ冷凍で「やせるおかずの素」

肉や魚の「味つけ冷凍」もオススメです。調味料を加え、冷凍庫にストック。電子レンジで簡単におかずができます。

　味つきなので、調味の手間が省けますし、冷凍した肉や魚を解凍するとパサつきがちですが、その心配はありません。ポイントは薄く平らにして冷凍すること。調理の際に凍ったまま手で割れ、解凍せずに使えます。

味つけ冷凍−❶

豚肉と調味液を保存袋に入れるだけ！

## 豚肉の塩ショウガ漬け

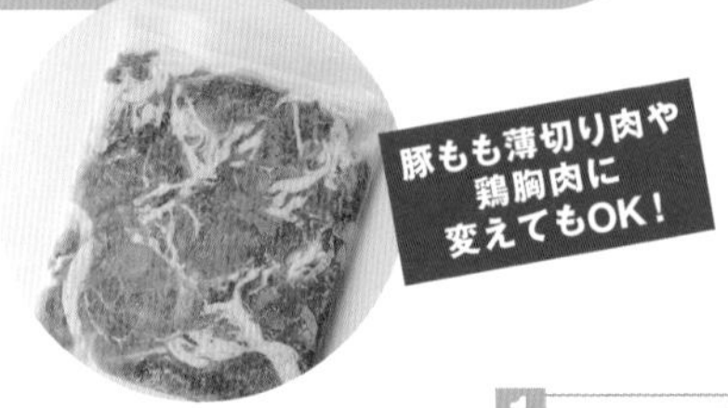


**材料**（2人分）

豚ロース薄切り肉……………200g

A
- ショウガ汁・酒……………各大さじ1
- 塩・片栗粉……………各小さじ1/2

**作り方**

1 冷凍用保存袋にAを入れ、軽く混ぜ合わせる。

2 保存袋に豚肉を加え、袋の外側からもみ込む。薄く平らに広げて袋の口を閉じ、冷凍する。冷凍庫で1〜2カ月保存OK。

1
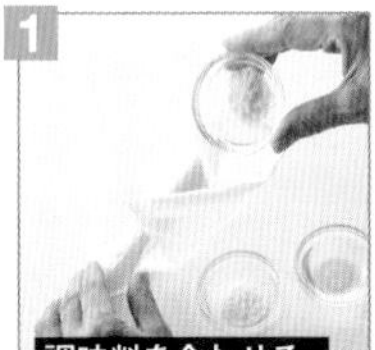
調味料を合わせる。

2
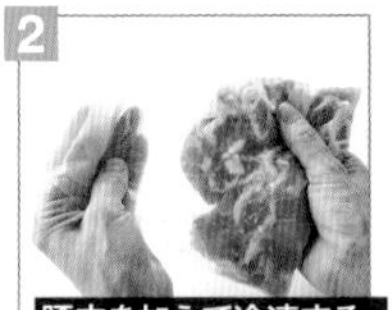
豚肉を加えて冷凍する。

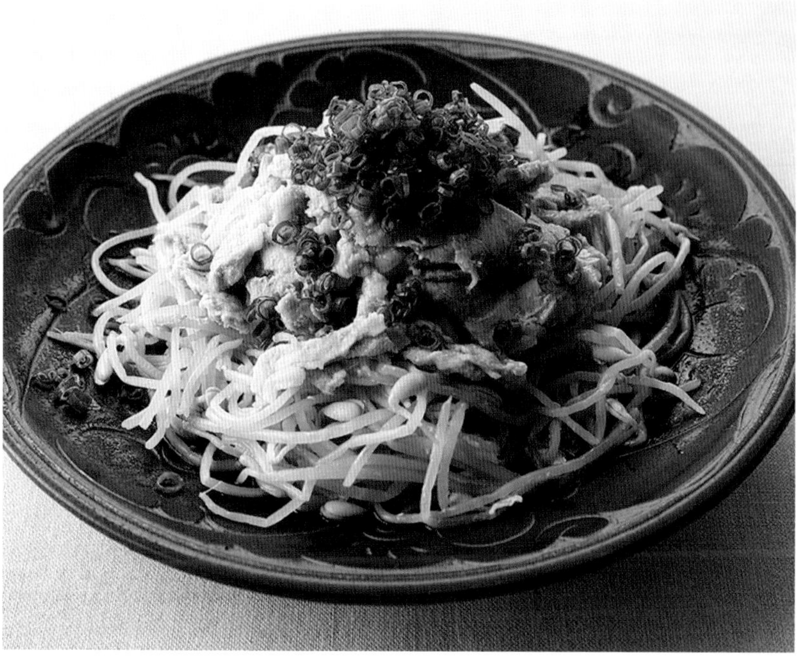

こんな
メニューに
展開!

豚肉は解凍なしでいきなり使えます

# 豚肉と大豆モヤシの塩ショウガ蒸し

1人分　312kcal、塩分1.6g　調理時間10分

**材料**（2人分）

豚肉の塩ショウガ漬け（右記参照）……全量

大豆モヤシ……1袋

万能ネギの小口切り……2本分

**作り方**

1 耐熱皿に大豆モヤシを入れて広げ、「豚肉の塩ショウガ漬け」を凍ったまま適当な大きさに手で割ってのせる。

2 ラップをふんわりとかけ、電子レンジで8分加熱する。器に盛り、万能ネギを散らす。

レンジ
前

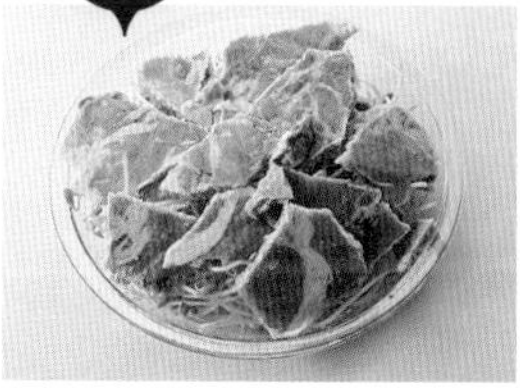

味つけ冷凍-❷

鶏肉に味がしみ込み、
パサつきも防げます

# 鶏胸肉の
# カレーヨーグルト漬け

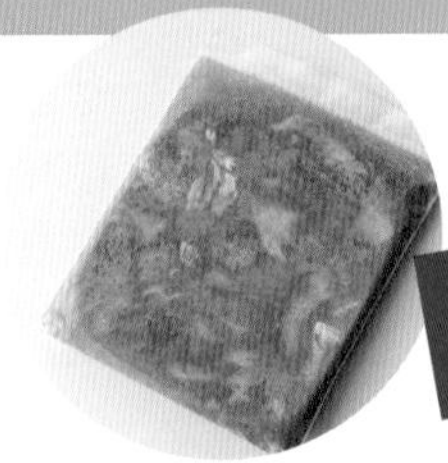

鶏胸肉を
鶏ささ身肉に
変えてもOK！

**材料**（2人分）

鶏胸肉……1枚（200g）

A
- プレーンヨーグルト……1/2カップ
- カレー粉……大さじ1
- タマネギのすりおろし……1/6個分
- ニンニクのすりおろし……1かけ分
- 塩……小さじ2/3

**作り方**

1 鶏肉は一口大のそぎ切りにする。冷凍用保存袋にAを入れ、軽く混ぜ合わせる。

2 保存袋に鶏肉を加え、袋の外側からもみ込む。薄く平らに広げて袋の口を閉じ、冷凍する。冷凍庫で1～2カ月保存OK。

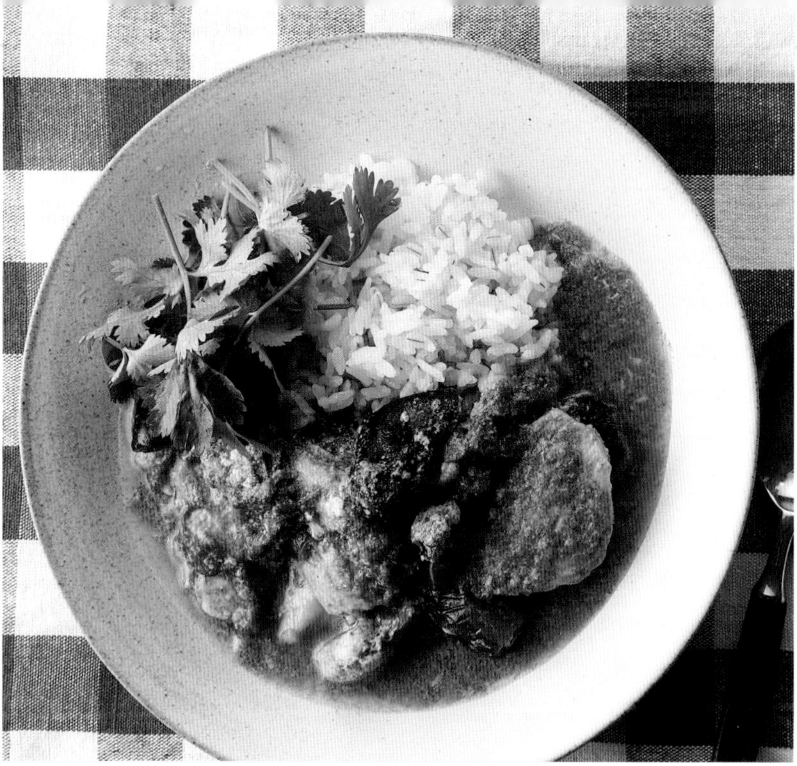

こんなメニューに展開!

電子レンジで作ったとは思えない本格味

# チキンと夏野菜のカレー

1人分　489kcal、塩分2.2g　調理時間15分

**材料(2人分)**

鶏胸肉のカレーヨーグルト漬け(右記参照)……全量

| | | | |
|---|---|---|---|
| ナス | 2本 | トマト | 1個 |
| 雑穀ご飯 | 300g | 香菜 | 少量 |

**作り方**

1 ナスとトマトはヘタを切り除き、小さめの乱切りにする。

2 耐熱ボウルに1を入れ、「鶏胸肉のカレーヨーグルト漬け」を凍ったまま適当な大きさに手で割ってのせる。

3 ラップをふんわりとかけ、電子レンジで12分加熱する。器に雑穀ご飯とともに盛り、香菜を添える。

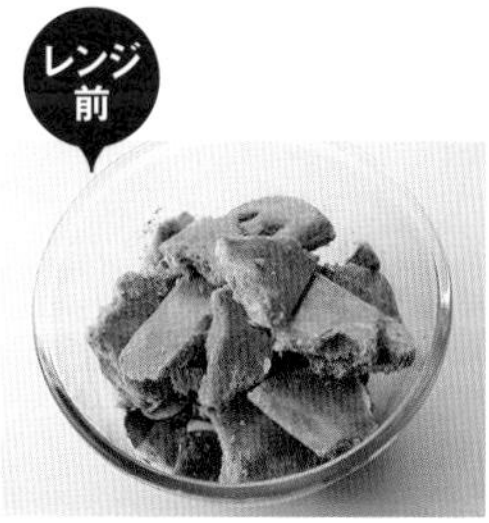

味つけ冷凍－③

レモンを利かせて
さっぱり食べやすく

# サーモンのマリネ

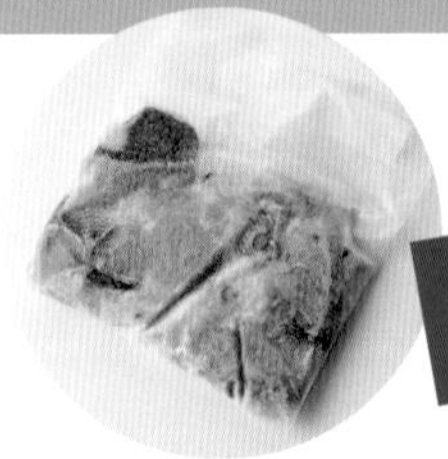

タラやタイの
切り身に
変えてもOK！

**材料**（2人分）

生サケ……2切れ

**A**
- エシャレット……2本
  ※なければタマネギ1/6個で代用可
- レモン汁……大さじ1
- 赤唐辛子の小口切り……1本分
- 砂糖……小さじ1
- 塩……小さじ1/2

**作り方**

1 生サケは一口大のそぎ切りにする。エシャレットは葉を切り、小口切りにする。冷凍用保存袋にAを入れ、軽く混ぜ合わせる。

2 保存袋に生サケを加え、袋の外側からもみ込む。薄く平らに広げて袋の口を閉じ、冷凍する。冷凍庫で1～2カ月保存OK。

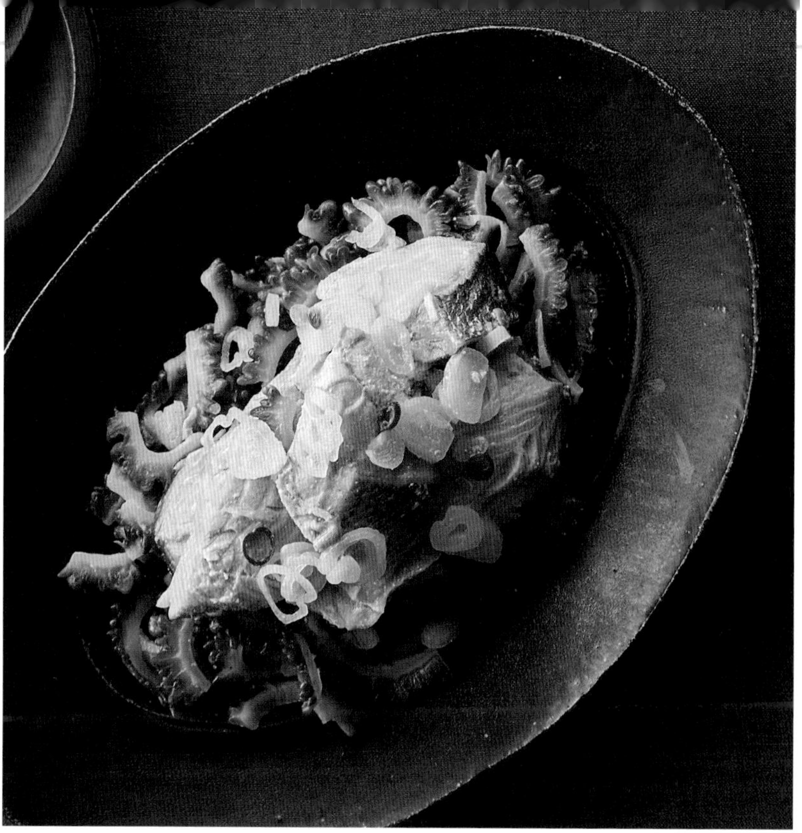

こんなメニューに展開!

サケからうまみが出るので、薄味でもおいしい!

# サーモンとゴーヤーのさっぱり蒸し

1人分　162kcal、塩分1.7g　調理時間15分

**材料**（2人分）

サーモンのマリネ（右記参照）……全量
ゴーヤー……1本
塩……小さじ1/2

**作り方**

1 ゴーヤーは縦半分に切って種とワタを取り除き、横に薄切りにする。塩をまぶして15分おき、しんなりしたら水で洗って水気を絞る。

2 耐熱皿に 1 を入れ、「サーモンのマリネ」を凍ったまま1切れずつ手で割ってのせる。

3 ラップをふんわりとかけ、電子レンジで6分加熱して器に盛る。

レンジ前

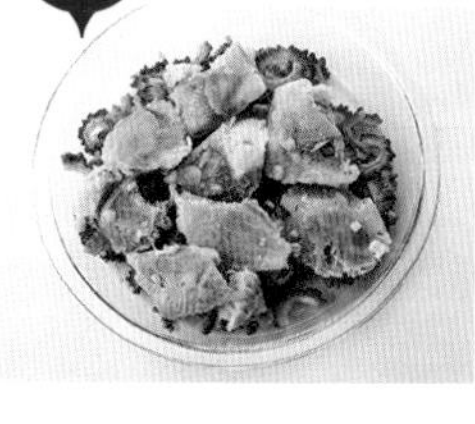

味つけ冷凍–番外編

刻んで味つけした夏野菜を、
豆腐や納豆と一緒にとろう

# 山形のだし

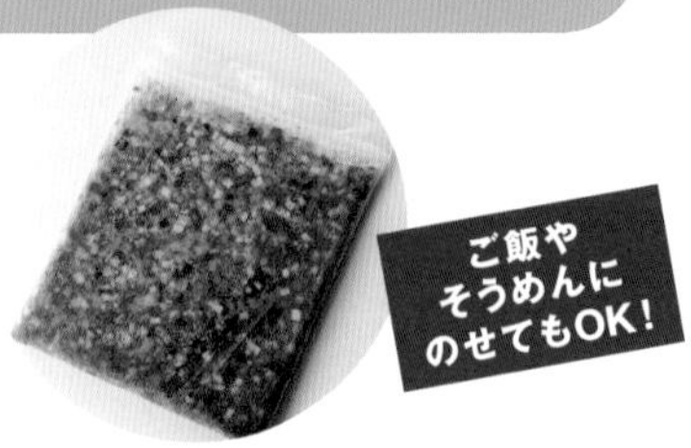


**材料**(4人分)

| | | | |
|---|---|---|---|
| キュウリ | 1本 | | |
| ナス(ヘタを切る) | 1本 | | |
| ミョウガ | 1個 | | |
| ショウガ(皮をむく) | 1かけ | | |
| A 納豆昆布 | 10g | 塩 | 小さじ1/2 |
| A 酢 | 小さじ1 | 水 | 100ml |

**作り方**

1 野菜はすべてみじん切りにする。納豆昆布はキッチンばさみで細かく切る。

2 冷凍用保存袋にAを入れ、軽く混ぜ合わせる。

3 保存袋に野菜を加え、袋の外側からもみ込む。薄く平らに広げて袋の口を閉じ、冷凍する。冷凍庫で1～2カ月保存OK。

こんなメニューに展開!

たんぱく質と野菜が手軽にとれる一品

## だしのせ冷ややっこ

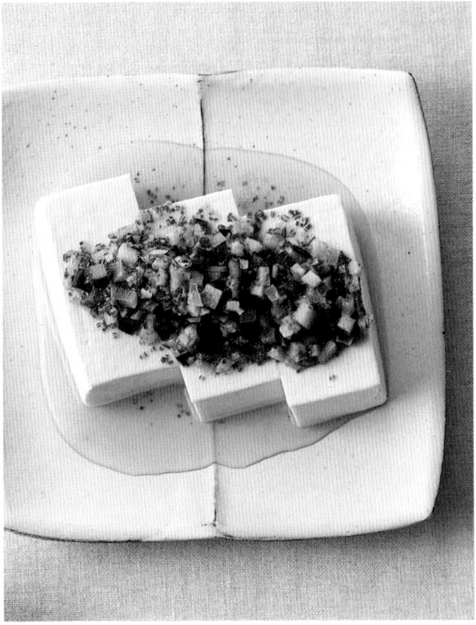

**材料**(2人分)

山形のだし(右記参照)……1/2量

絹豆腐……1丁

**作り方**

1 「山形のだし」は保存袋から必要な分を取り出してボウルに入れ、自然解凍する。豆腐は食べやすい大きさに切る。

2 器に豆腐を盛り、「山形のだし」をかける。

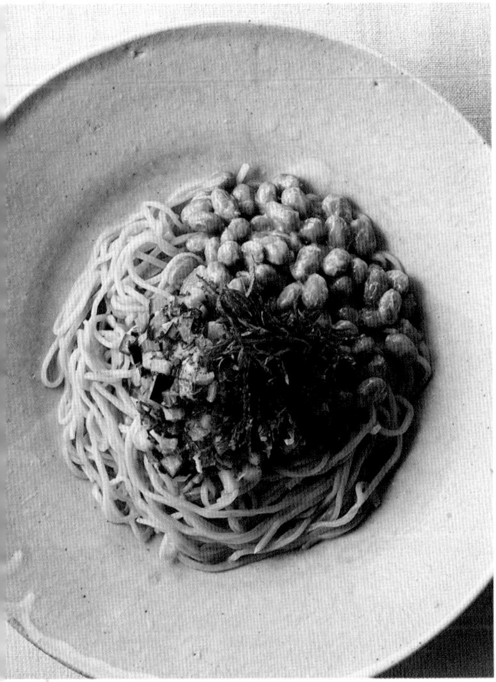

味つきなのでめんつゆいらずです

こんなメニューに展開!

## だしと納豆のぶっかけそば

**材料**(2人分)

山形のだし(右記参照)……1/2量

そば(乾燥)……100g

納豆……2パック

青ジソの千切り……適量

**作り方**

1 「山形のだし」は保存袋から必要な分を取り出してボウルに入れ、自然解凍する。そばはたっぷりの熱湯でゆで、ざるに上げて流水で洗い、水気を切る。納豆はよく混ぜる。

2 器にそば、「山形のだし」と納豆を盛り、青ジソをのせる。

＼お試しあれ／
## こんなヘルシードリンクも

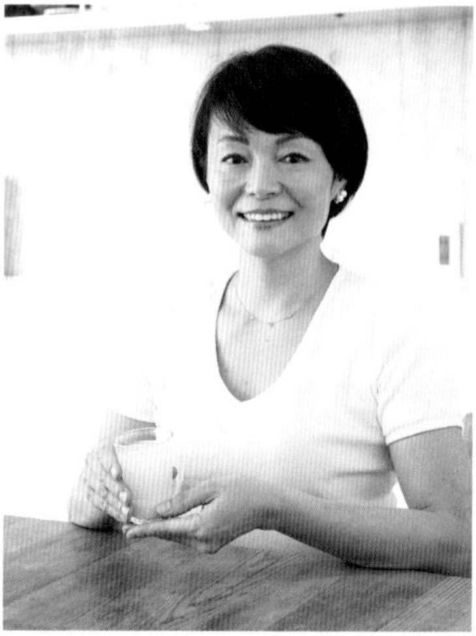

### 黒酢甘酒

発酵食品の甘酒と黒酢を組み合わせたホットドリンクは、腸内環境を整え、ダイエットの味方にもなってくれます。

**作り方**

甘酒・黒酢各大さじ1、湯大さじ4を混ぜるだけ。甘酒のほのかな甘みが加わることで、黒酢が飲みやすくなります。私もお気に入りです。

### 梅ショウガ番茶

夏でも温かいお茶を飲み、腸を冷やさないようにしています。娘たちがちょっと体調を崩したときも、必ずこれを飲ませます。体が内側から温まりますよ。

**作り方**

湯のみに梅干し1個、乾燥ショウガ2～3枚を入れ、番茶を注ぐ。

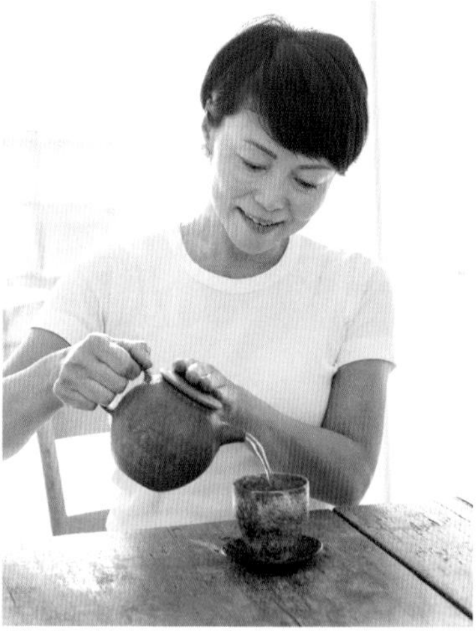

## チャレンジ！
# 目的別の献立づくり

これまでのStepを生かし、実際にどんな献立になるのかを、目的別にご紹介します。女性に多い悩み、季節の不調に対して役立つ献立例です。ぜひ日々の献立づくりの参考にしてください。

# 体重が急に増えたときの献立

食べ過ぎが続いて、急に体重が増えたからといって、食事を極端に我慢するとストレスがたまります。そんなときにオススメの献立です。

空腹を我慢するようなダイエットは長続きしません。食材を選び、お腹を満足させることが、うまく体重を元に戻す秘訣です。

そんなときに適した食材は、「腸内環境を整えるもの」のほかに、「炭水化物と置き換えられるもの」「低カロリーでかさ増しできるもの」です。これらを組み合わせた献立なら、つらい思いをせずにダイエットできます。

「シラタキのポン酢あえ」は、ストックしておくと便利。サラダに加えるといいでしょう。朝食にはパンが欠かせないという人は、高野豆腐を。カリッと焼けばまるでトースト。たんぱく質もとれます。

炭水化物を減らすにしても、まったくとらないことはお薦めしません。モズクとそうめんを半々くらい混ぜたモズクそうめんは、カロリーも糖質も抑えているのに、物足りなさは感じないので試してみてください。もち麦１００％ご飯もオススメです。

# ダイエットしたいとき、主食にもち麦を上手にとりいれて

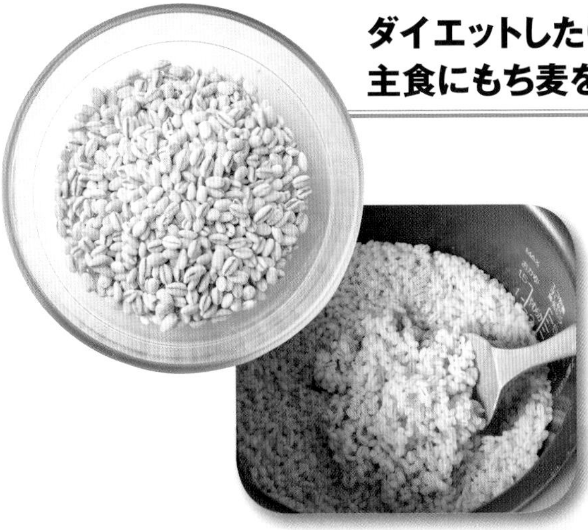

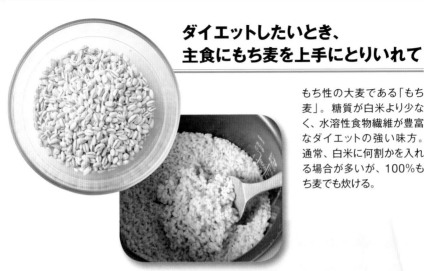

もち性の大麦である「もち麦」。糖質が白米より少なく、水溶性食物繊維が豊富なダイエットの強い味方。通常、白米に何割かを入れる場合が多いが、100%もち麦でも炊ける。

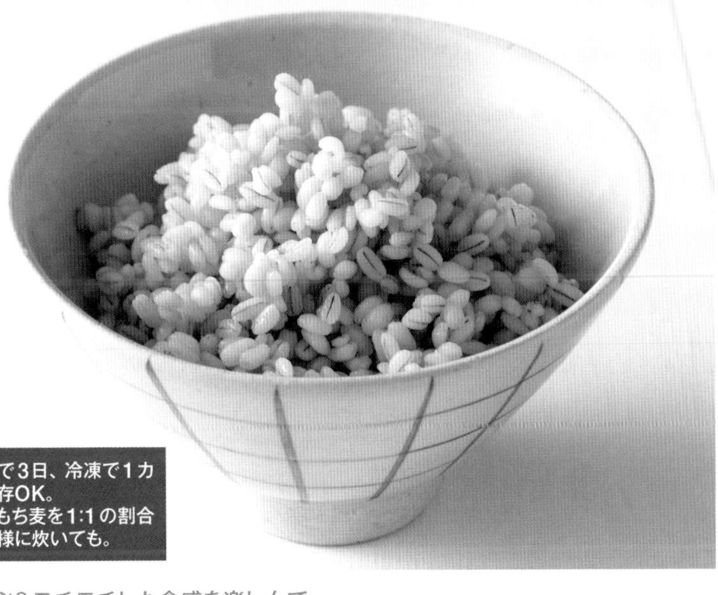

★冷蔵で3日、冷凍で1カ月保存OK。
★米ともち麦を1:1の割合で同様に炊いても。

つぶつぶ&モチモチした食感を楽しんで

## もち麦100%ご飯

**材料**（炊き上がり650g）

もち麦……2合

**作り方**

もち麦は洗って炊飯器の内釜に入れ、2合の目盛りまで水を入れて30分おき、普通に炊く。

シラタキで大幅カロリーダウン

# シラタキのクスクス風サラダ

1人分　107kcal、塩分1.7g　調理時間10分

**材料**(2人分)

シラタキのポン酢あえ(右記参照)……1/2量
トマト……1個
キュウリ……1本
枝豆(さやつき)……150g
青ジソ……5枚

**作り方**

1 トマトはヘタを取り、1cm角に切る。キュウリも1cm角に切る。枝豆はゆでて、さやから豆を取り出す。青ジソはみじん切りにする。

2 ボウルにシラタキの水気を軽く切って入れ、1を加えて混ぜ合わせ、器に盛る。

ストックしておくと便利

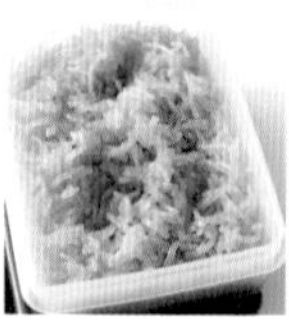

## シラタキのポン酢あえ

**材料**(作りやすい分量)

シラタキ……1袋(300g)
塩……少々
A 市販のポン酢醤油……大さじ4
A ゴマ油……小さじ1

**作り方**

1 シラタキはざるに上げて水気を切り、1～2cmの長さに切る。塩を振ってもみ、流水で洗う。熱湯で2～3分ゆでてざるに上げ、粗熱が取れたら水気をしっかりと絞る。

2 保存容器に1とAを入れ、30分以上漬ける。

※ 冷蔵庫で2～3日保存可能。味がついているので、ざく切りにした生野菜とあえたり、納豆に加えたりしてもおいしい。

炭水化物を控えたい人にお薦め

# 高野豆腐のチーズトースト

1人分　172kcal、塩分0.4g　調理時間15分

**材料**(2人分)

高野豆腐……2個
オリーブオイル……大さじ1/2
ピザ用チーズ……20g

**作り方**

1 高野豆腐は袋の表示通りに戻し、水気を絞って厚みを半分に切る。

2 フライパンにオリーブオイルを中火で熱し、高野豆腐を並べて両面をこんがりと焼く。ピザ用チーズをのせて蓋をし、チーズが溶けたら器に盛る。

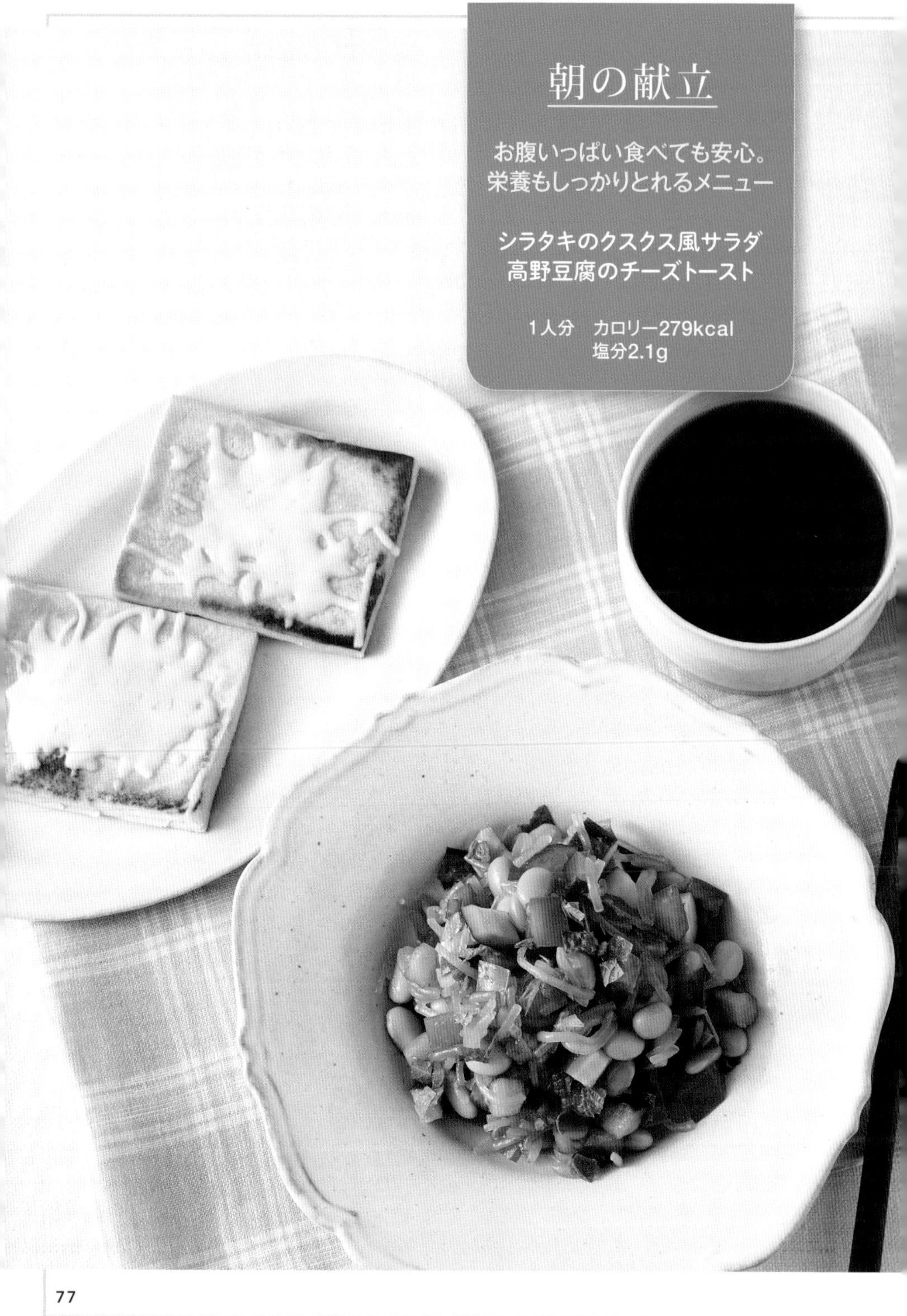

# 朝の献立

お腹いっぱい食べても安心。
栄養もしっかりとれるメニュー

シラタキのクスクス風サラダ
高野豆腐のチーズトースト

1人分　カロリー279kcal
塩分2.1g

モズクでおいしくかさ増し

## モズクそうめん 鶏キノコつけ汁

1人分 304kcal、塩分1.8g 調理時間20分

**材料**（2人分）

鶏胸肉……1枚（160g）
マイタケ……1パック（100g）
モズク（味つけなし）……100g
そうめん……1束

A
- だし汁……400ml
- 醤油……大さじ2
- 酒・みりん……各大さじ1

薬味
- 青ジソ（細切り）……10枚
- ミョウガ（細切り）……1個
- ショウガのすりおろし……1かけ分

**作り方**

1 フライパンを強火で熱し、鶏胸肉を皮目を下にして入れ、こんがりと焼く。裏返してさっと焼き、薄切りにする。マイタケは石づきを切り、小房にほぐす。

2 鍋にAを入れて中火にかけ、煮立ったら1を加えて2〜3分煮る。アクを除いて火を止め、器に盛る。

3 たっぷりの熱湯でそうめんを袋の表示時間通りにゆで、ゆであがる直前にモズクを加えてひと煮する。ざるに上げて流水でしっかりと洗い、水気を切る。器に盛って薬味を添え、2につけて食べる。

ネバネバ食材を組み合わせて

## オクラと長イモのレモンあえ

1人分 108kcal、塩分0.8g 調理時間10分

**材料**（2人分）

オクラ……10本
塩……少々
長イモ……200g

A
- レモン汁……大さじ1
- オリーブオイル……小さじ2
- 塩……小さじ1/5
- コショウ……少々

**作り方**

1 オクラはガクを薄くむく。塩を加えた熱湯でオクラをゆで、柔らかくなったらざるに上げ、食べやすく手で裂く。

2 長イモは皮をむいてポリ袋に入れ、めん棒などでたたいて食べやすい大きさにする。

3 ボウルにAを入れて混ぜ、1、2を加えて混ぜ合わせ、器に盛る。

# 夜の献立

腸にいい食材を取り入れた
ボリュームたっぷりのメニュー

モズクそうめん
鶏キノコつけ汁
オクラと長イモのレモンあえ

1人分　カロリー412kcal
塩分2.6g

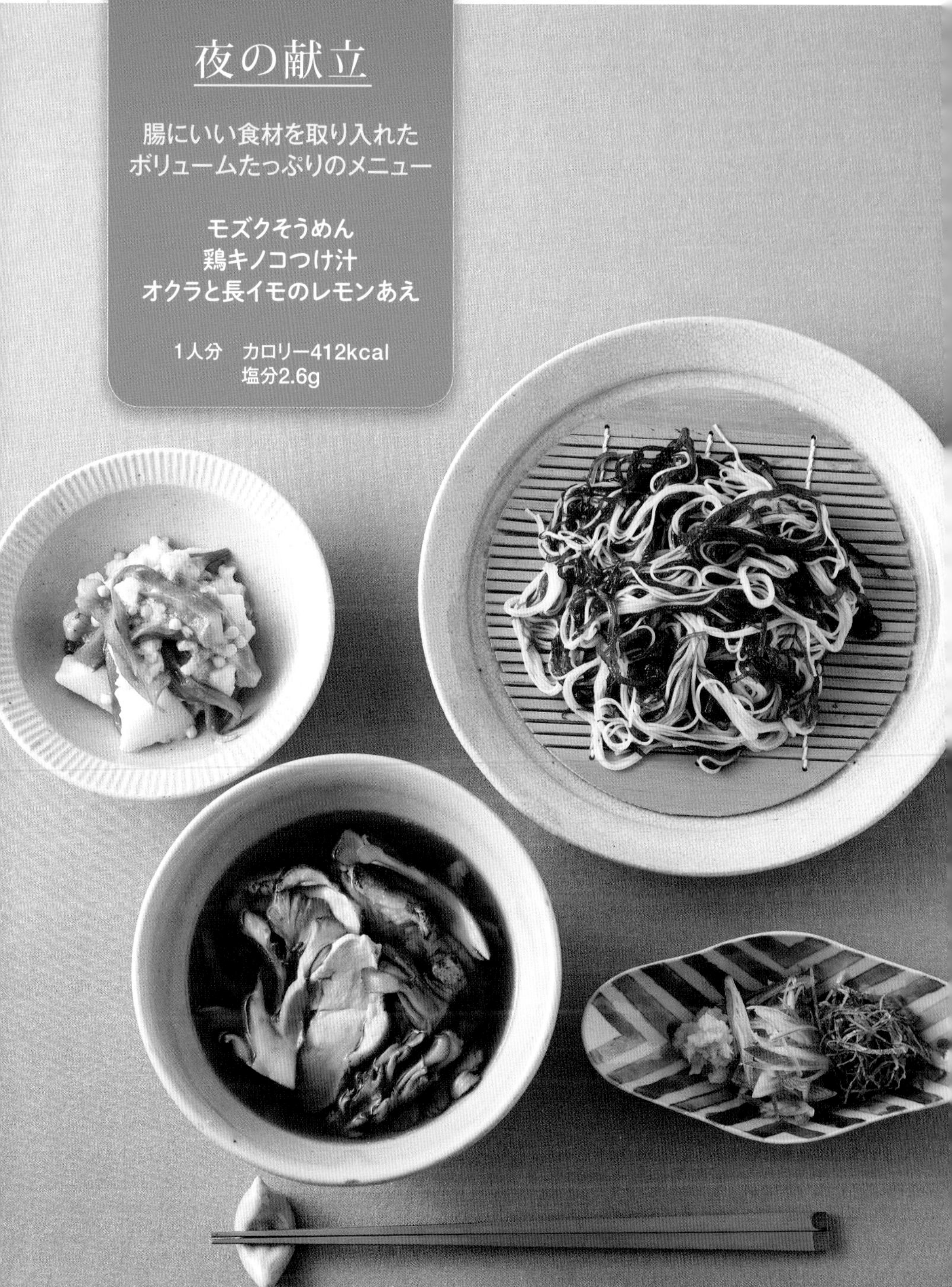

# 体を温めてカゼを防ぐ献立

冬にオススメの献立は、体を温めたり、カゼを防ぐ食事です。

朝は、体温を上げるような献立を。お米のでんぷん質が溶けてとろみが出るおかゆは、胃を温めるのにうってつけです。仕上げに豆乳を加えると、さらにトロッとした口当たりになります。甘みとコクがあるので、塩分少なめでも満足できます。カブは体を温める食材なので、冬の献立にぴったりです。

おかゆは夜のうちにセットしておいたり、ワカメは16ページでも紹介したように、戻してストックしておくと、ラクに作れます。

また、柔らかくて消化のいい炭水化物のうどんもいいでしょう。ショウガをたっぷり使ったあんかけにすれば、温かさが持続します。

体を温めるには、たんぱく質をしっかりとることも大切です。たんぱく質が豊富な牛肉と豆腐に、青ネギとショウガを加えて、さらに温め効果を高めます。この献立、お酒を飲むなら、ご飯は控えめに。

また、ピリ辛メニューも体を芯から温めます。赤唐辛子で辛みを利かせたスープも、もってこいです。ニンニク、ショウガ、ネギなどの香味野菜もたっぷり使いましょう。

免疫をサポートするには、ビタミンや食物繊維も大切です。カリフラワーやダイコンはビタミンCを多く含む冬野菜なので、積極的に取り入れましょう。ダイコンとニンジンの酢醤油漬けは、多めに作ってストックしておくと便利です。

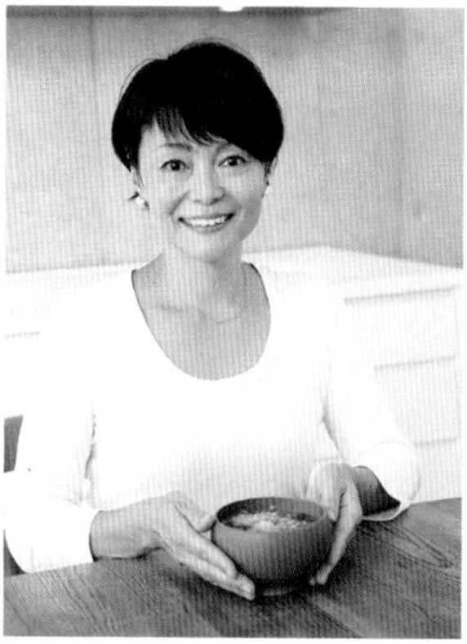

のどが少しイガイガしたり、ゾクッと寒気がしてカゼを引きそうな気配を感じたら、すぐにショウガのすまし汁をいただきます。作り方は本当に簡単！ お椀にショウガやネギ、とろろ昆布などを入れて熱湯を注ぐだけです。材料は目分量でOK。鍋を使わずにサッと作れます。

### ショウガのすまし汁
（材料と作り方）

**A**
- ショウガのすりおろし……1/2かけ分
- ネギのみじん切り……10cm分
- とろろ昆布……3つまみ
- カツオ節……1/2パック
- 醤油……少々

お椀に**A**を入れ、熱湯を注ぐ。

ワカメとナメコで腸を元気に

## ホウレン草とワカメのナメコあえ

1人分　27kcal、塩分1.1g　調理時間10分

**材料**（2人分）

| | |
|---|---|
| ナメコ | 1パック（100g） |
| A　だし汁 | 1/3カップ |
| A　醤油 | 大さじ1/2 |
| ホウレン草 | 5株（150g） |
| ワカメ（戻す） | 50g |

**作り方**

1 耐熱ボウルにナメコとAを入れ、ラップをかけて電子レンジで2分加熱し、そのまま冷ます。

2 ホウレン草は、熱湯でゆでて水に取り、水気を絞って4cm長さに切る。1の汁大さじ1を全体にかけ、汁気を絞る。ワカメは食べやすい大きさに切る。

3 1に2を加えて混ぜ合わせ、器に盛る。

優秀なたんぱく質を手軽にとる

## 温玉納豆

1人分　159kcal、塩分0.7g（醤油で計算）　調理時間1分

**材料**（2人分）

| | |
|---|---|
| 温泉卵（市販） | 2個 |
| 納豆 | 2パック（80g） |
| 付属のたれ | 1袋 |

（または醤油　小さじ1）

**作り方**

納豆に付属のたれを加えて混ぜ、器に盛る。温泉卵を割り入れる。

豆乳のとろみで胃から温かく

## カブの豆乳がゆ

1人分　183kcal、塩分0.4g　調理時間65分（鍋で炊く場合）

**材料**（2人分）

| | |
|---|---|
| A　米 | 1/3合 |
| A　水 | 300ml |
| A　昆布（5×5cm） | 1枚 |
| カブ（葉を除く） | 3個 |
| カブの葉 | 50g（約1個分） |
| 豆乳（無調整） | 200ml |
| 塩 | 少々 |
| すり白ゴマ | 大さじ1/2 |

**作り方**

1 米は洗ってざるに上げる。昆布はキッチンばさみで1cm四方に切る。カブは皮つきのまま1.5cm角に切る。カブの葉はさっとゆでて水気を絞り、小口切りにする。

2 炊飯器の内釜にAとカブを入れ、30分以上浸し、おかゆモードで炊く。

3 鍋に2と豆乳、塩を入れて混ぜ、温まったら器に盛り、カブの葉と白ゴマをのせる。

# 朝の献立

## 豆乳のおかゆに腸にいい副菜

カブの豆乳がゆ
ホウレン草とワカメのナメコあえ
温玉納豆

1人分　カロリー369kcal
塩分2.2g

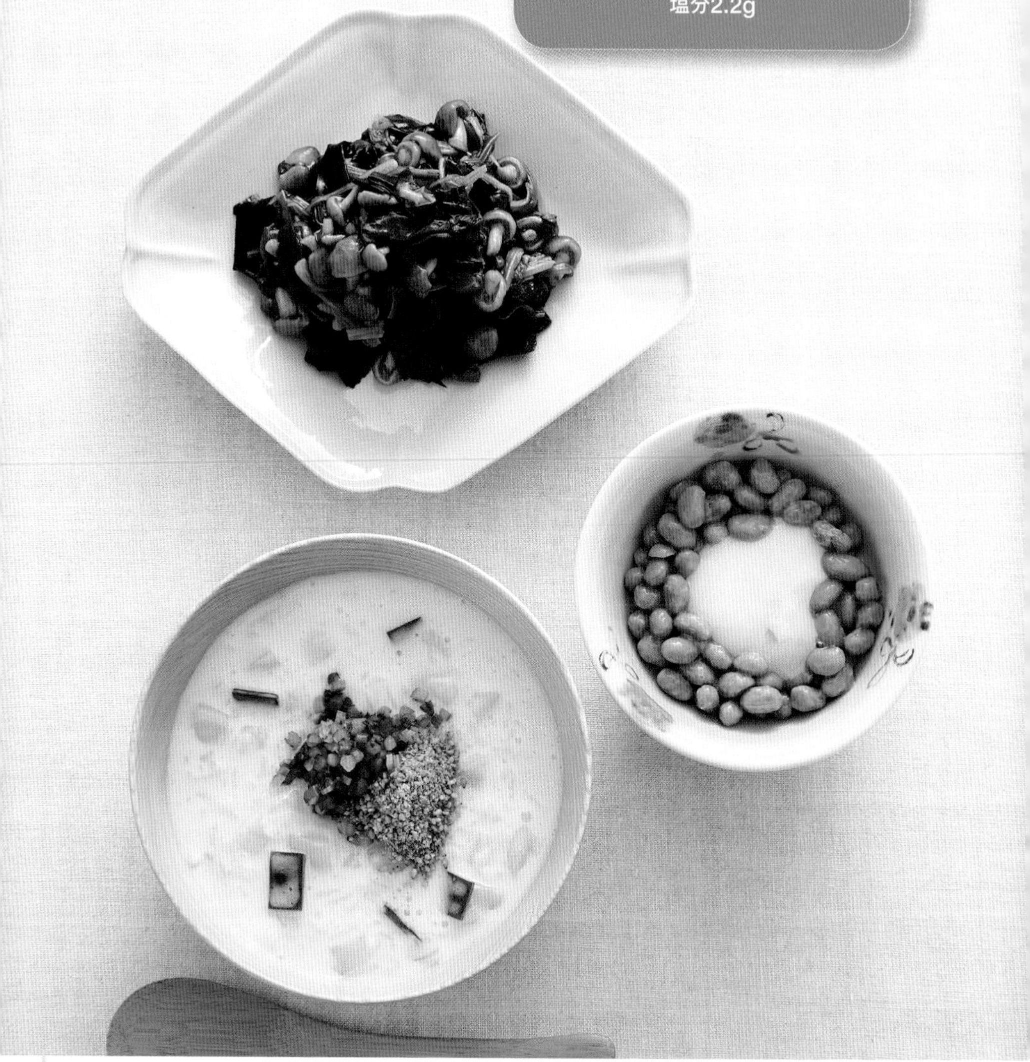

ショウガ風味の煮汁がポイント

## 牛肉と青ネギの煮やっこ

1人分　260kcal、塩分1.9g　調理時間15分

**材料**（2人分）

- 木綿豆腐……200g
- 青ネギ……5本
- A
  - ショウガのすりおろし……2かけ分
  - だし……300ml
  - 醤油……大さじ2
  - みりん……大さじ1
- 牛切り落とし肉……150g
- ヤマトイモ（すりおろす）……80g

**作り方**

1 豆腐は4等分に切る。青ネギは下の白い部分は4cm長さに切り、残りの青い部分は斜め薄切りにする。

2 鍋にAを入れて中火にかけ、煮立ったら牛肉をさっと煮てアクを除く。

3 豆腐、青ネギの白い部分を加えて3〜4分煮たら、残りの青ネギをのせて火を止める。すりおろしたヤマトイモにつけながら食べる。

ダイコンおろしは皮つきが甘くて◎

## メカブおろしのシラスのせ

1人分　33kcal、塩分1.0g　調理時間5分

**材料**（2人分）

- メカブ（味つけなし）……100g
- ダイコン……8cm
- シラス干し……40g
- 酢……大さじ1

**作り方**

1 ダイコンは皮つきのままおろし、軽く汁気を切る。

2 器にメカブと1を盛り、シラス干しをのせて酢をかける。

梅肉の酸味が口直しにぴったり

## エノキと小松菜の梅ゴマあえ

1人分　40kcal、塩分0.5g　調理時間10分

**材料**（2人分）

- エノキタケ……1/2袋
- 小松菜……150g（半束）
- 塩……少々
- 梅干し……小1個
- A
  - すり白ゴマ・だし（または水）……各大さじ1
  - 醤油……小さじ1/2

**作り方**

1 エノキタケは根元を切り、半分の長さに切る。熱湯でさっとゆでてざるに上げ、水気を切る。続けて同じ湯に塩を入れて小松菜をさっとゆで、ざるに上げて冷まし、水気を絞って4cm長さに切る。

2 梅干しは種を除き、包丁でペースト状にたたく。

3 ボウルに2とAを入れて混ぜ、1を加えてあえ、器に盛る。

# 夜の献立

たんぱく質たっぷりおかずに
温め食材を組み合わせて

**牛肉と青ネギの煮やっこ**
**エノキと小松菜の梅ゴマあえ**
**メカブおろしのシラスのせ**
**ご飯**

1人分　カロリー585kcal
塩分3.4g
（ご飯1膳を150gで計算）

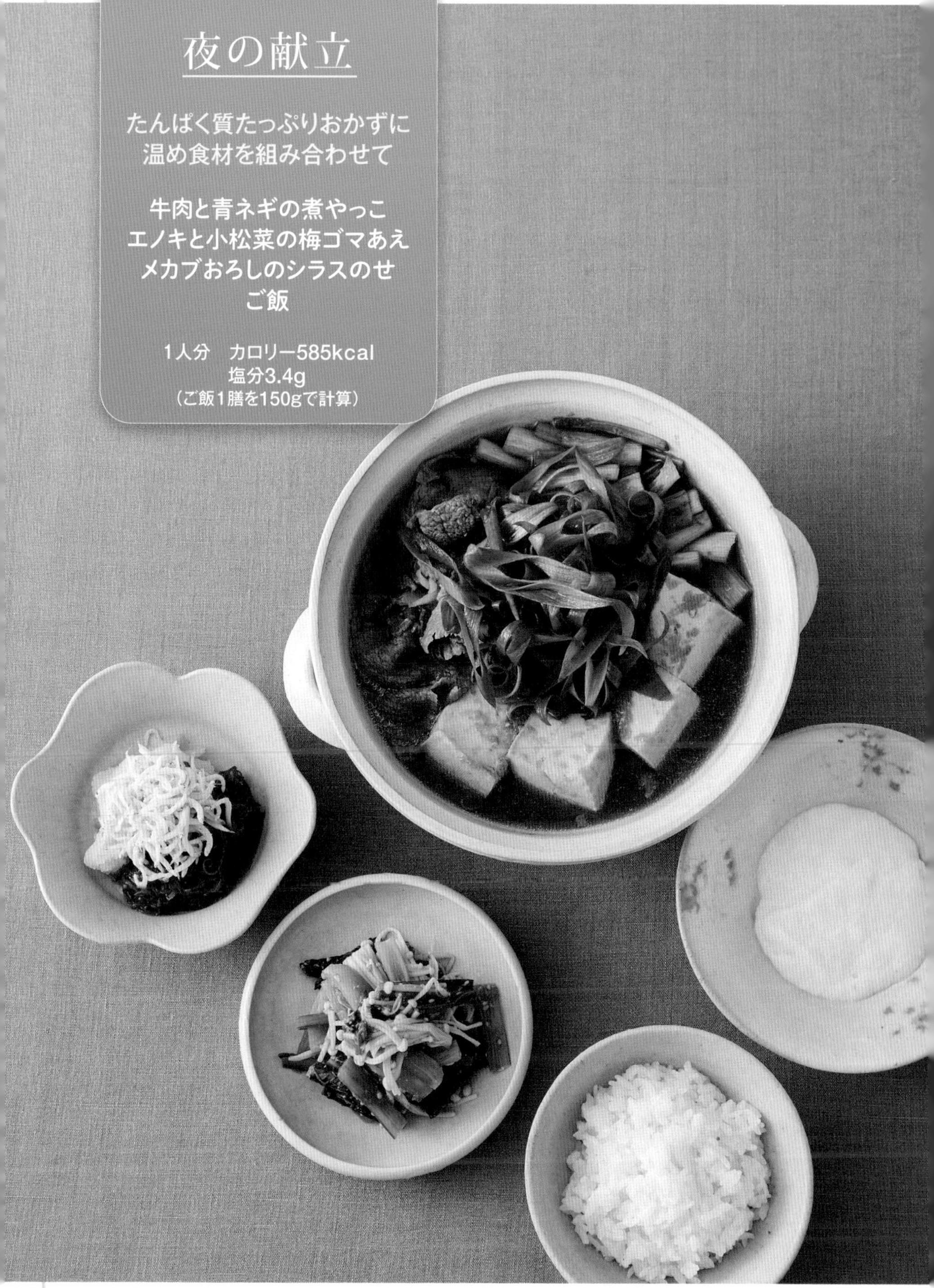

カリフラワーはビタミンCの宝庫!

## ワカメとカリフラワーの粒マスタードあえ

1人分　26kcal、塩分0.5g　調理時間10分

**材料**（2人分）

ワカメ（塩蔵）……20g
カリフラワー……1/3個（120g）
A
- だし（または水）……大さじ1
- 粒マスタード……小さじ1
- 醤油……小さじ1/2

**作り方**

1. ワカメは洗って水に5分浸し、水気を切って食べやすい大きさに切る。カリフラワーは小房に切り分ける。小さめの器にAを混ぜ合わせる。
2. 耐熱ボウルにカリフラワーを入れ、ラップをかけて電子レンジで2分加熱する。ワカメとAを加えてあえ、器に盛る。

つゆにもショウガを利かせます

## かきたまあんかけうどん

1人分　376kcal、塩分2.9g　調理時間20分

**材料**（2人分）

好みのうどん……2玉
卵……2個
A
- だし汁……600ml
- ショウガのすりおろし……1/2かけ分
- 塩・醤油……各小さじ1/2

B
- みりん……大さじ1
- 醤油……大さじ1/2

C
- だし汁……大さじ2
- 片栗粉……大さじ1

ショウガのすりおろし……1/2かけ分
万能ネギの小口切り……4本分

**作り方**

1. たっぷりの熱湯で好みのうどんを袋の表示時間通りにゆで、ざるに上げて水気を切る。卵は割りほぐす。
2. 鍋にAを入れて中火にかけ、煮立ったらうどんを入れて2〜3分煮る。器に盛り分け、つゆの1/2量をかける。
3. 残ったつゆにBを加えて中火で熱し、煮立ったら混ぜ合わせたCを加えて混ぜ、とろみをつける。卵を回し入れ、ふんわりと浮いてきたらうどんにかけ、ショウガと万能ネギをのせる。

# 朝の献立

## シンプルなあんかけうどんに
## さっと作れるあえ物をプラス

かきたまあんかけうどん
ワカメとカリフラワーの
粒マスタードあえ

1人分　カロリー402kcal
塩分3.4g

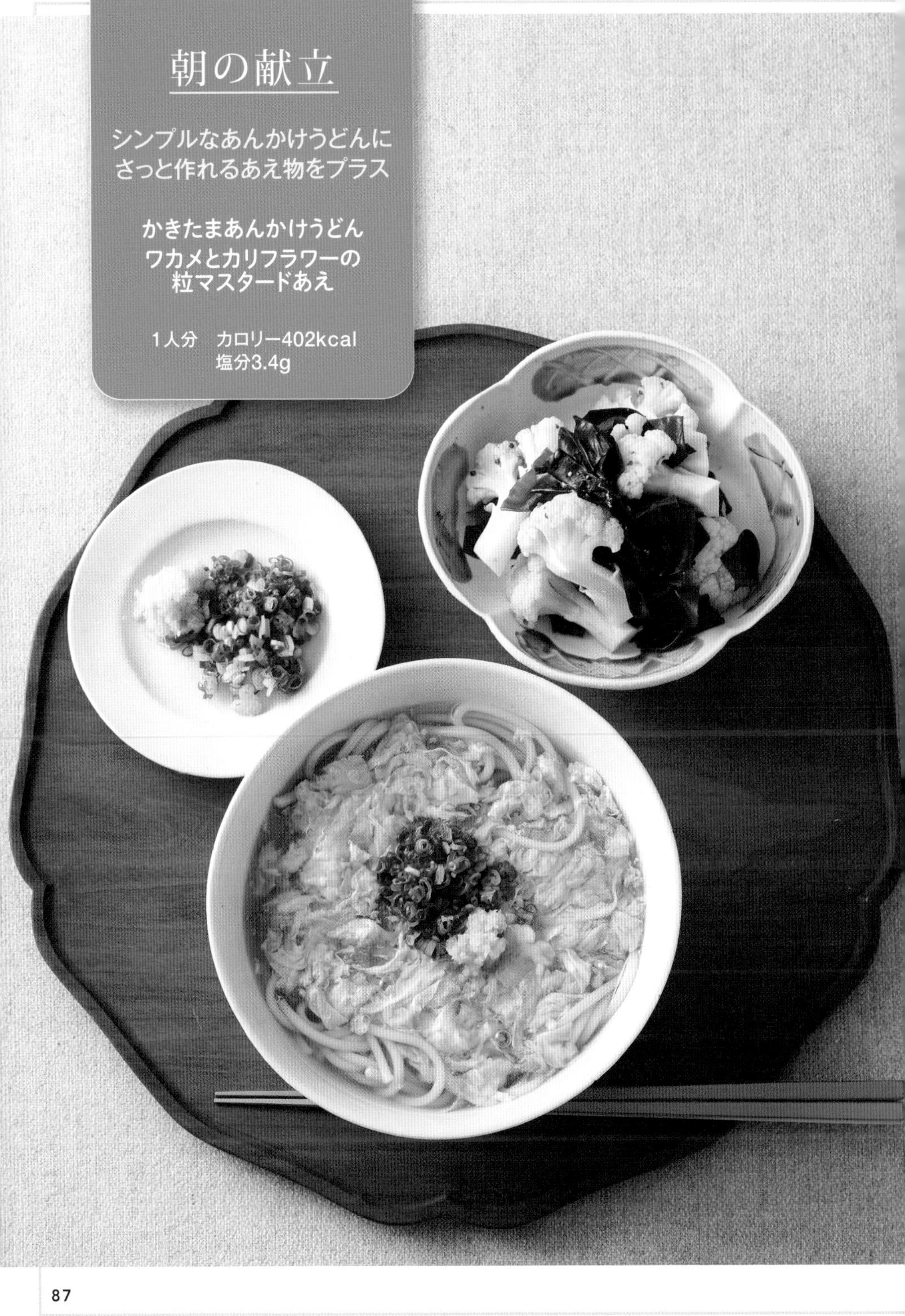

常備して冬のビタミン補給に

## ダイコンとニンジンの酢醤油漬け

1人分　64kcal、塩分1.2g　調理時間40分

**材料**(2人分)

| | | |
|---|---|---|
| | ダイコン | 12cm |
| | ニンジン | 1/3本 |
| A | 酢・醤油 | 各大さじ3 |
| A | 砂糖 | 大さじ1 |
| A | 粉山椒 | 小さじ1/3 |

**作り方**

1 ダイコンとニンジンは皮をむき、4cm長さ×1cm角の棒状に切る。

2 ポリ袋にAを入れて混ぜ合わせ、1を加える。常温で30分置き、冷蔵庫で保存する。4～5日保存可能。

簡単で栄養もしっかりとれます

## プチトマトと豆腐の香菜あえ

1人分　57kcal、塩分0.8g　調理時間10分

**材料**(2人分)

| | | |
|---|---|---|
| | プチトマト | 8個 |
| | 木綿豆腐 | 100g |
| | 香菜 | 20g |
| A | レモン汁 | 小さじ2 |
| A | 塩 | 小さじ1/4 |

**作り方**

1 プチトマトはヘタを取り、縦半分に切る。香菜は飾り用の葉を2枚ほど残し、みじん切りにする。

2 ボウルに木綿豆腐を崩し入れ、プチトマト、香菜のみじん切り、Aを加えてあえる。器に盛り、飾り用の香菜をのせる。

ジワリとくる辛さでポカポカに!

## 豚肉とキクラゲの辛みスープ

1人分　226kcal、塩分1.3g　調理時間20分(キクラゲの戻し時間は除く)

**材料**(2人分)

| | | |
|---|---|---|
| | 豚薄切り肉(しゃぶしゃぶ用) | 150g |
| | キクラゲ(乾燥) | 10個 |
| | 小松菜 | 200g |
| A | ニンニク・ショウガ | 各2かけ |
| A | ネギ | 1/2本 |
| A | 赤唐辛子 | 4本 |
| B | 鶏ガラスープの素(顆粒) | 小さじ1/2 |
| B | 熱湯 | 800ml |
| C | 酒 | 大さじ1 |
| C | 塩 | 小さじ1/3 |
| | ゴマ油・ラー油 | 各小さじ1 |
| | 好みでラー油 | 適量 |

**作り方**

1 キクラゲはたっぷりの水につけて戻し、食べやすい大きさに切る。小松菜は4cm長さに切る。ニンニクは横半分に切り、ショウガは皮をむいて薄切りにする。ネギは4cm長さに切り、浅い切り込みを斜めに細かく入れる。

2 鍋にBを入れて溶かし、Aを加えて中火にかける。煮立ったら弱火で10分煮る。

3 キクラゲと豚肉を加え、煮立ったらアクを取り、小松菜を加えて2～3分煮る。

4 Cを加えて、2～3分煮てゴマ油とラー油を加え、器に盛る。好みでラー油をかける。

# 夜の献立

主菜になる具だくさんスープに
ビタミン豊富な副菜を添えて

豚肉とキクラゲの辛みスープ
プチトマトと豆腐の香菜あえ
ダイコンとニンジンの酢醤油漬け

1人分　カロリー598kcal、塩分3.3g

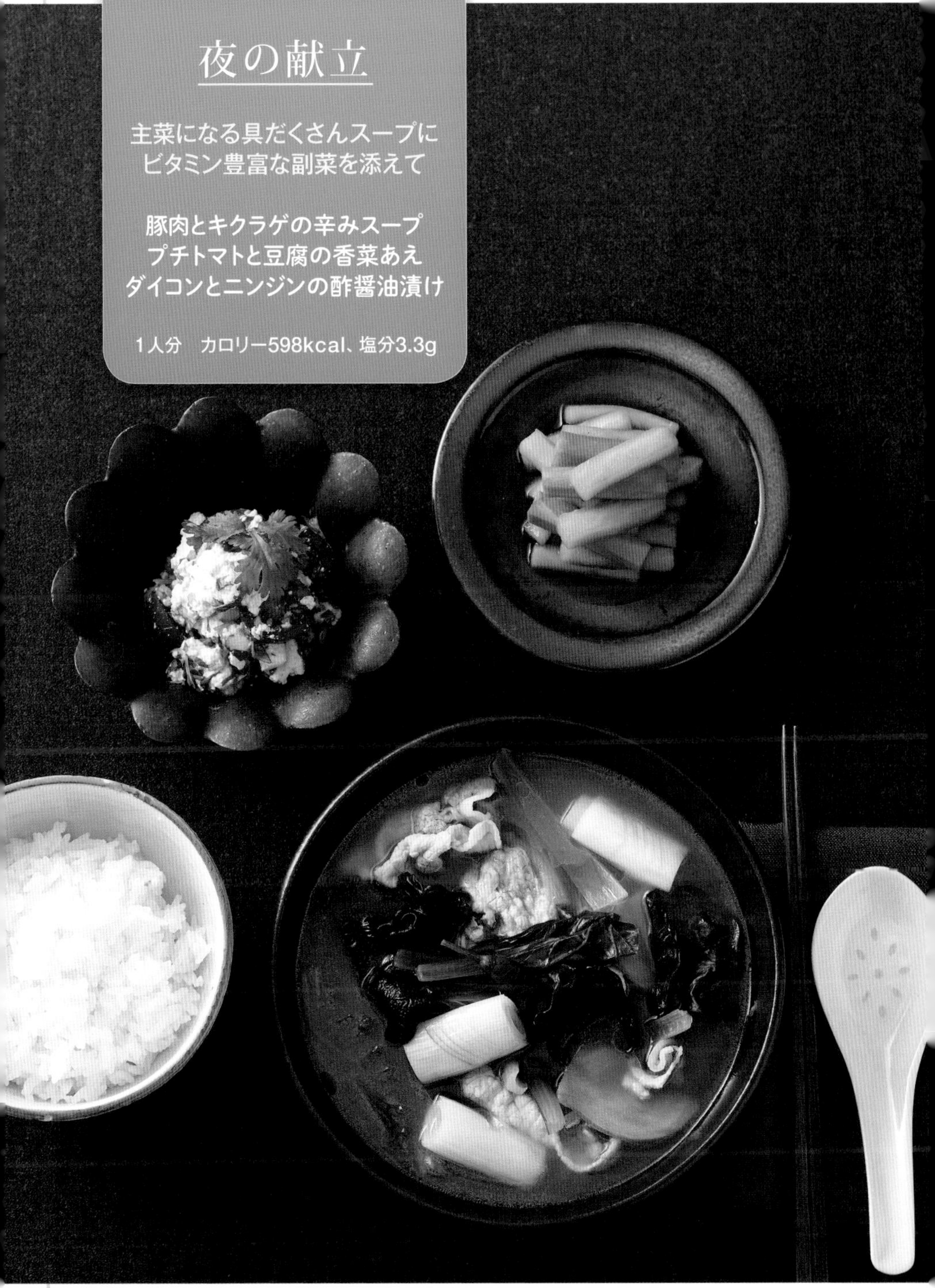

# 便秘を防ぐ献立

便秘だと、なんとなく体が重くなるという人も多いのでは？
そんなときにお薦めしたいのが、食物繊維や発酵食品をたっぷり使った献立です。

便秘を防ぐには食生活が大切ですね。冒頭で紹介した腸にいい3つの食材を、しっかりと取り入れると、92ページからのような献立になります。塩酒蒸しキノコ、戻しワカメのほか、塩キャベツを作っておくと、朝夕の腸にいい献立がラクに作れます。特に忙しい朝には、このようなストックが欠かせません。

「キノコとワカメのマリネ」や、「たたきゴボウのナムル」なども、常備菜としてまとめて作っておくと便利です。

キャベツはラップに包んで保存するより、塩キャベツにしたほうが活用できます。豚キムチ炒めも、塩キャベツと合わせれば、調味料をあれこれ足さなくても味が決まります。納豆やヨーグルトなどの発酵食は、そのまま食べることもできますが、ほかの食材を組み合わせると、バリエーションが広がります。納豆は卵と組み合わせれば、たんぱく質も強化できます。

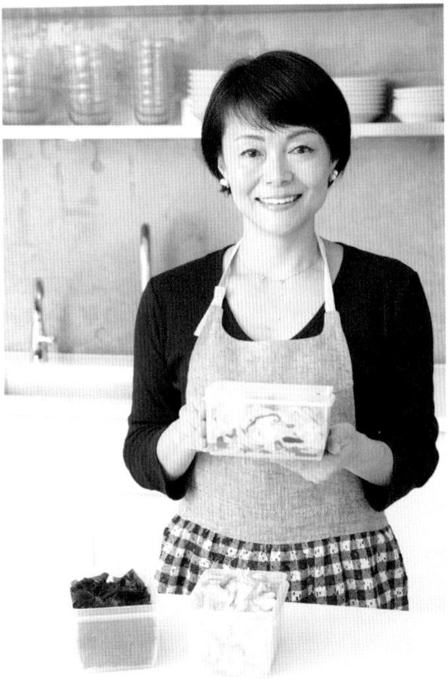

## 便秘を防ぐには3つのストック食材を用意しておくと便利!

p.14でも紹介

### 塩酒蒸しキノコ

あえものやサラダ、スープに。キノコは数種類使うとうまみが倍増。

**作り方**

シメジ(大)1パックは小房に分け、エノキタケ(大)1袋は長さを半分に切ってほぐし、生シイタケ6個は石づきを切って薄切りにする。フライパンにキノコ、酒大さじ2、塩小さじ1/2を入れ、蓋をして中火にかける。しんなりしたら混ぜながら水気を飛ばす。

**保存方法**

保存容器に入れて冷蔵庫へ。3~4日以内に使い切る。

### 塩キャベツ

サラダや炒めものに。塩味がついているので、味が決まりやすい。

**作り方**

キャベツ1/2個(400g)は一口大にちぎる。ポリ袋に入れて塩大さじ1/2を加え、袋の口を閉じて振り混ぜる。空気を抜いて口をしばり、しんなりするまで室温に置いてから冷蔵庫へ。

**保存方法**

保存容器に移し替えてもOK。1週間以内に使い切る。

p.16でも紹介

### 戻しワカメ

汁ものやあえもの、サラダに。

**作り方**

塩蔵ワカメ100gはよく洗い、たっぷりの水に5~10分浸す。しっかり水気を絞り、一口大に切る。カットワカメなら15gとし、たっぷりの水に5分浸し、水気を絞る。

**保存方法**

保存容器に入れて冷蔵庫へ。4~5日以内に使い切る。

2つの発酵食品を包み込んで

## 納豆チーズオムレツ

1人分　283kcal、塩分0.8g　調理時間10分

**材料**（2人分）

納豆……2パック

卵液
- 卵……3個
- 牛乳……大さじ3
- 塩・コショウ……各少々

オリーブオイル……小さじ2
ピザ用チーズ……20g
パセリ（みじん切り）……大さじ4
ミニトマト（縦半分に切る）……6個

**作り方**

1. 耐熱容器に納豆と付属のたれを入れてよく混ぜる。ラップをかけ、電子レンジで1分ほど加熱する。
2. ボウルに 卵液 の卵を割り入れ、残りの卵液の材料を加えて混ぜ合わせる。
3. 直径20cmのフライパンにオリーブオイル小さじ1を中火で熱し、卵液1/2量を流し入れ、ゴムべらで大きく2～3回混ぜて広げる。半熟状になったらピザ用チーズ、納豆、パセリを1/2量ずつのせ、手前と向こう側を折りたたんでオムレツの形に整え、ひっくり返して器に盛り、ミニトマトを添える。残りも同様にする。

クミンの香りがアクセント

## 塩キャベツのヨーグルトサラダ

1人分　55kcal、塩分1.0g　調理時間5分

**材料**（2人分）

塩キャベツ（P.91参照）……200g
プレーンヨーグルト……1/2カップ
クミンパウダー（またはカレー粉）……小さじ1/3

**作り方**

ボウルにすべての材料を入れて混ぜ合わせ、器に盛る。

ストック食材を組み合わせて

## キノコとワカメのマリネ

1人分　91kcal、塩分1.0g　調理時間5分

**材料**（2人分）

塩酒蒸しキノコ（P.91参照）……150g
戻しワカメ（P.91参照）……50g

A
- タマネギ（薄切り）……1/6個分
- 白ワインビネガー（なければ米酢）……大さじ1

オリーブオイル……大さじ1
粗びきコショウ……少々

**作り方**

1. ボウルにAを入れて混ぜ合わせ、しばらく置く。
2. タマネギがしんなりしたら、塩酒蒸しキノコと戻しワカメ、オリーブオイルを加えて混ぜ合わせ、器に盛り、コショウを振る。

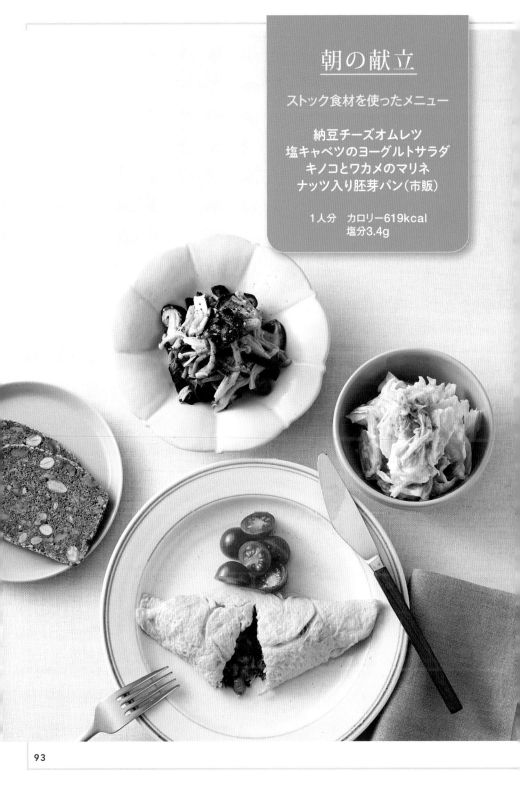

# 朝の献立

ストック食材を使ったメニュー

納豆チーズオムレツ
塩キャベツのヨーグルトサラダ
キノコとワカメのマリネ
ナッツ入り胚芽パン（市販）

1人分　カロリー619kcal
塩分3.4g

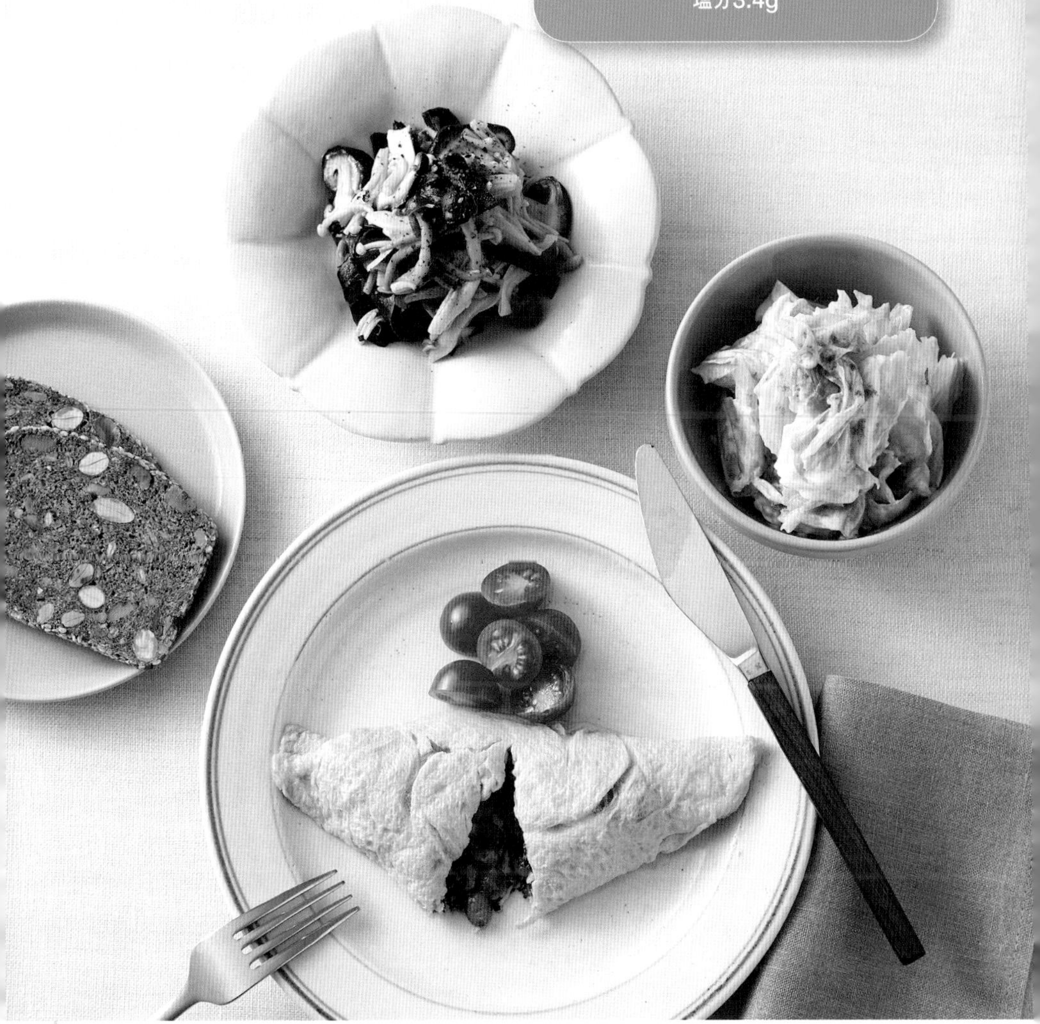

キムチの発酵パワーを取り入れる

## 豚キムチ塩キャベツ炒め

1人分　152kcal、塩分1.9g　調理時間10分

**材料**（2人分）

塩キャベツ（P.91参照）……150g
豚こま切れ肉……100g
白菜キムチ……60g
サラダ油……大さじ1/2
醤油……小さじ1
コショウ……少々

**作り方**

1. 豚肉とキムチは一口大に切る。
2. フライパンにサラダ油を中火で熱し、豚肉を炒める。肉の色が変わったら醤油、コショウを振る。
3. 塩キャベツとキムチを加え、アツアツになるまで炒め合わせて器に盛る。

2つのストックをスープの具材に

## キノコとワカメの卵スープ

1人分　67kcal、塩分1.0g　調理時間10分

**材料**（2人分）

塩酒蒸しキノコ（P.91参照）……100g
戻しワカメ（P.91参照）……50g
卵……1個
煮干しだし……400ml
塩・コショウ・粗びき黒コショウ
……各少々

**作り方**

1. 小さめのボウルに卵を割りほぐす。
2. 鍋に煮干しだしと塩酒蒸しキノコ、戻しワカメを入れて中火にかけ、煮立ったら塩・コショウで調味する。溶き卵を回し入れ、ふんわりと浮いたら火を止める。器に盛り、粗びき黒コショウを振る。

食物繊維が豊富な野菜の代表格

## たたきゴボウのナムル

1人分　64kcal、塩分0.3g　調理時間20分

**材料**（2人分）

ゴボウ……小2本（150g）
A
- ゴマ油……小さじ1
- ニンニクのすりおろし……少々
- 醤油……小さじ1/2

**作り方**

1. ゴボウは鍋に入る長さに切る。鍋に入れてかぶるくらいの水を注ぎ、強火にかける。煮立ったら火を弱め、10～15分ゆでる。
2. 1のゴボウをざるに上げ、粗熱が取れたらめん棒でたたいて割り、食べやすい長さに切る。ボウルに入れてAを順に加えてあえ、器に盛る。

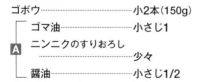

# 夜の献立

## 腸にいいストック食材を
## ご飯に合うメニューにアレンジ

**豚キムチ塩キャベツ炒め**
**キノコとワカメの卵スープ**
**たたきゴボウのナムル**
**ご飯**

1人分　カロリー534kcal
塩分3.1g
（ご飯1膳を150gで計算）

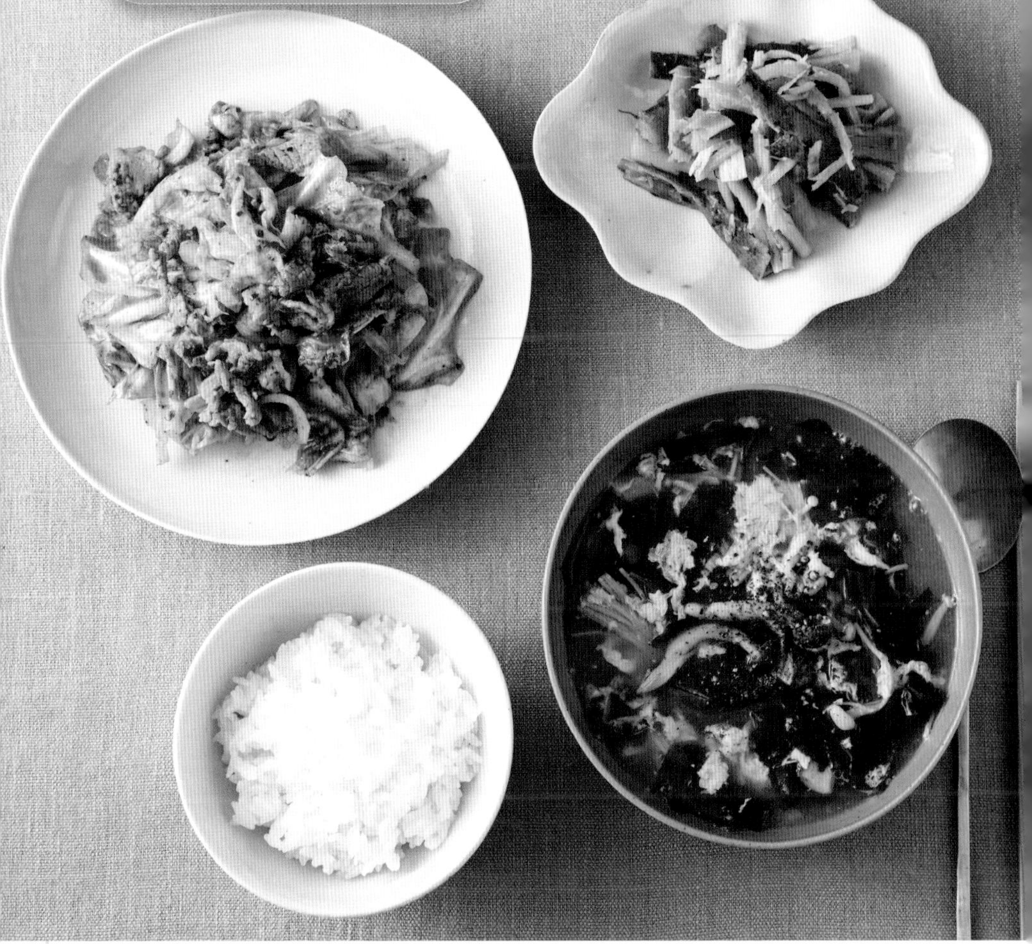

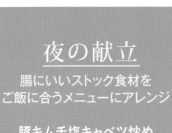

# 夏バテを防ぐ献立

**体調を崩さずに元気に夏を乗り切るためには、食欲がなくても食べやすい、栄養たっぷりの献立がお薦めです。**

夏バテの原因の一つとして考えられるのが、暑くて食欲がないことを理由に食事を抜いたり、冷たい麺類ばかり食べたりするような食生活です。

献立づくりのポイントは「食欲増進」と「たんぱく質の摂取」。

朝食は、食欲がなくても食べやすいように、口当たりがよく胃に負担をかけないメニューを。するするっと食べられるとろろを使ったどんぶりご飯がオススメです。ヤマトイモは、たんぱく質が豊富で、疲労回復、消化促進などの効用もあるといわれています。「酸味を利かせる」のもポイント。左ページのような酢漬けを準備しておくといいでしょう。

暑いので火を使いたくない人は、豚しゃぶと豆腐、野菜を盛り合わせたサラダを。豚肉に多く含まれるビタミン$B_1$は疲労回復効果があり、夏バテ予防にぴったりです。夜のメニューに使っている大豆モヤシは、緑豆モヤシに比べて、たんぱく質が豊富です。

## 夏バテを防ぐ食事のポイント

**ポイント**
**口当たりをよくする**

**ポイント**
**たんぱく質は欠かさない**

**ポイント**
**酸味を利かせる**

＼こんな食材を／
## ストックしておくと便利

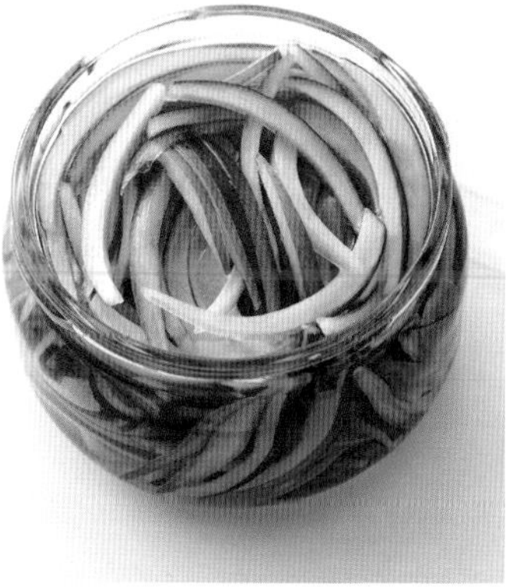

### 紫タマネギの酢漬け

**材料と作り方**

紫タマネギを酢漬けにすると、辛みが抜けて食べやすくなるので、多めに作っておくと便利。保存容器に紫タマネギの薄切り1/2個分を入れ、酢をひたひたになるくらい（約100ml）注いで。冷蔵庫で2〜3週間保存できる。サラダや南蛮漬けにも使える。

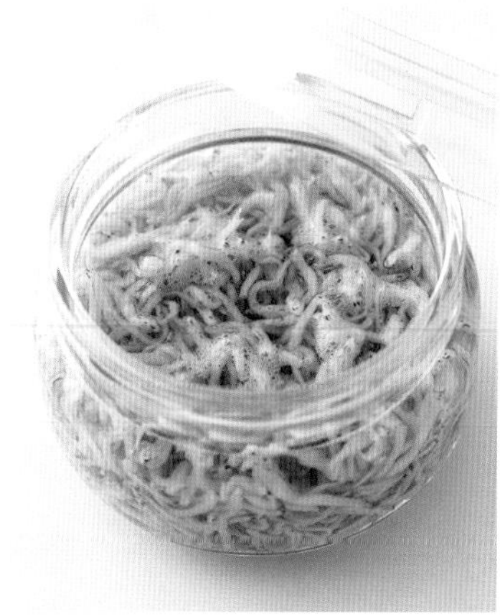

### ジャコ酢

**材料と作り方**

ジャコ酢は多めに作っておくといい。保存容器にチリメンジャコ100gを入れ、酢をひたひたになるくらい（約100ml）注いで。冷蔵庫で1週間ほど保存可能。キュウリやレタス、ワカメなどにかければ、手軽に酢の物ができる。

ジャコ酢でうまみと酸味をプラス

## トマトとメカブのジャコ酢がけ

1人分　53kcal、塩分0.4g　調理時間10分

**材料**（2人分）

A
- チリメンジャコ……大さじ2（10g）
- 酢……大さじ2

トマト……小2個

メカブ（味付けなし）……2パック（80g）

粗びき黒コショウ……少々

**作り方**

1 小さめの器にAのチリメンジャコを入れ、酢をかけて5分ほどおき、ジャコ酢を作る。

2 トマトはヘタを取り、1cm幅の半月切りにする。

3 器にトマトとメカブを盛り、1のジャコ酢をのせ、粗びき黒コショウを振る。

だし入りのとろろがやさしい味わい

## オクラととろろの温玉丼

1人分　427kcal、塩分2.0g　調理時間15分

**材料**（2人分）

オクラ……6本

万能ネギ……2本

ヤマトイモ……200g

A
- だし……300ml
- 塩……小さじ1/4
- 醤油……小さじ2
- みりん……小さじ1

温泉卵（市販）……2個

☆　☆　☆

麦ご飯*……茶碗2杯分（300g）

**作り方**

1 オクラはヘタのまわりのガクをぐるりとむき、熱湯でさっとゆでる。万能ネギとともに小口切りにする。

2 ヤマトイモは皮をむいてすりおろし、ボウルに入れる。別のボウルにAを混ぜ合わせ、ヤマトイモに少しずつ加えながら泡立て器で混ぜ合わせる。

3 器に麦ご飯を盛り、2とオクラ、温泉卵、万能ネギをのせる。

＊ 米・押し麦各1合を洗って炊飯器の内釜に入れ、分量の目盛りまで水を入れて30分ほど浸水させ、普通に炊く。

# 朝の献立

胃腸にやさしいどんぶりに
さっぱりとした小鉢を添えて

オクラととろろの温玉丼
トマトとメカブのジャコ酢がけ

1人分　カロリー480kcal
塩分2.4g

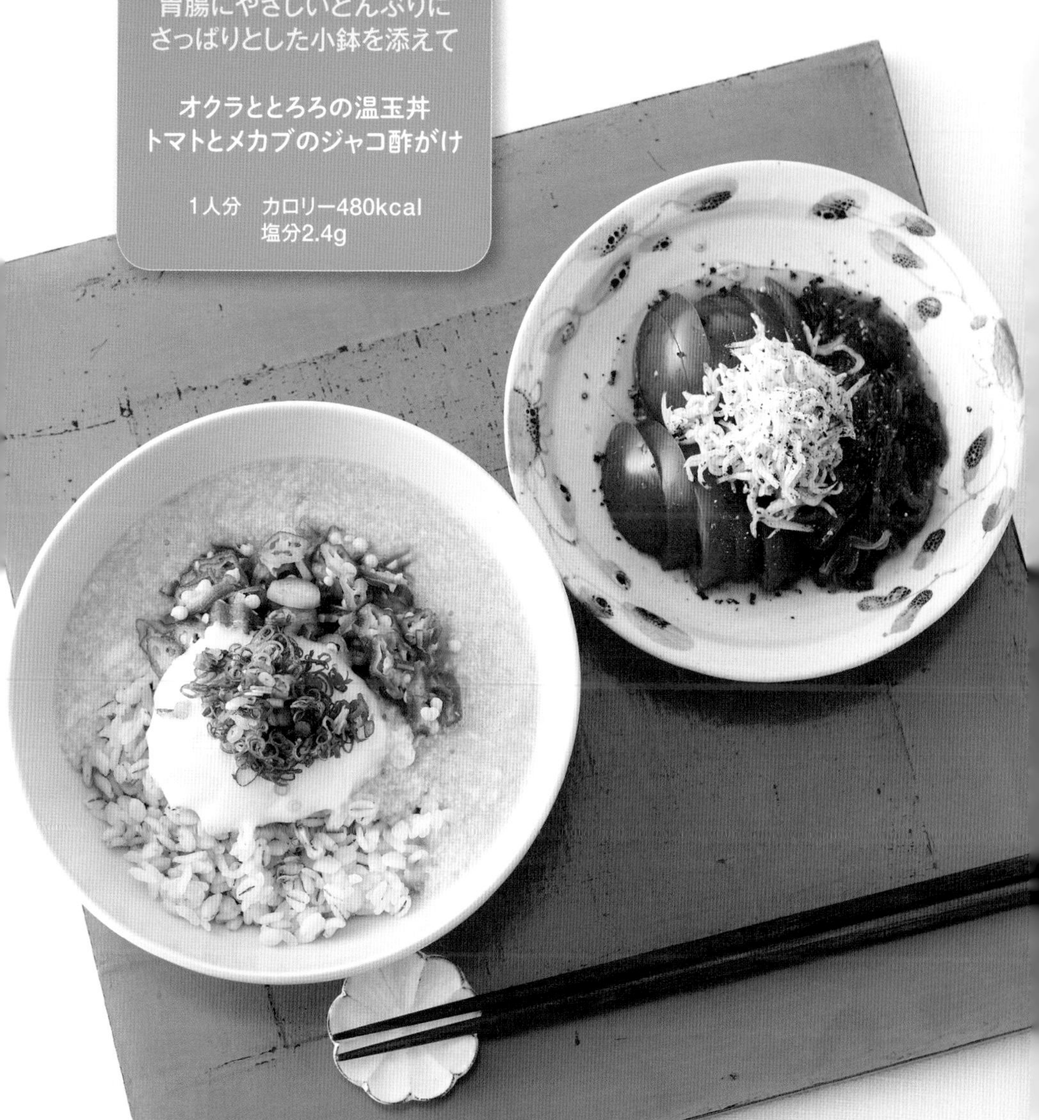

手間なし&栄養たっぷりが魅力

# 豚しゃぶと豆腐のサラダ ～山椒豆板醤だれ～

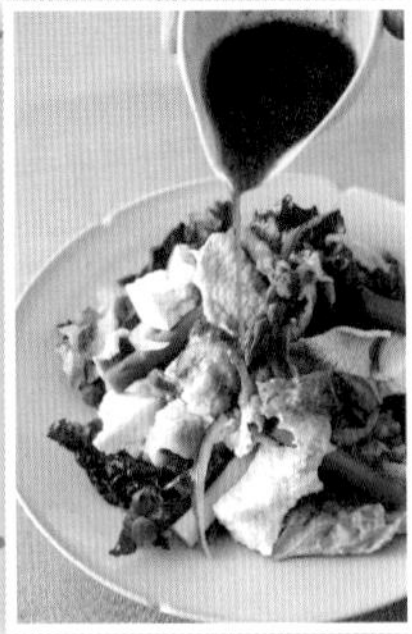

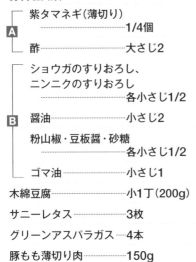

1人分　267kcal、塩分1.5g　調理時間20分

**材料**（2人分）

A
- 紫タマネギ（薄切り）……1/4個
- 酢……大さじ2

B
- ショウガのすりおろし、ニンニクのすりおろし……各小さじ1/2
- 醤油……小さじ2
- 粉山椒・豆板醤・砂糖……各小さじ1/2
- ゴマ油……小さじ1

- 木綿豆腐……小1丁（200g）
- サニーレタス……3枚
- グリーンアスパラガス……4本
- 豚もも薄切り肉……150g

**作り方**

1 小さめの器にAを入れて10分ほど置き、紫タマネギの酢漬けを取り出し、Bを加えて混ぜ合わせる。

2 木綿豆腐はペーパータオルで水気を拭く。サニーレタスは一口大にちぎる。グリーンアスパラガスは根元の硬い部分の皮をピーラーで3～4cmむき、4～5cm長さに切る。

3 鍋に湯を沸かして塩少々（分量外）を入れ、アスパラガスを入れて1～2分ゆで、ざるに上げる。同じ湯に、豚肉を1枚ずつ広げ入れ、肉の色が変わったらざるに上げる。

4 器に豆腐、サニーレタス、3、紫タマネギの酢漬けを盛り、1をかける。

ザーサイのうまみが味の決め手

# 大豆モヤシとマイタケのザーサイスープ

1人分　29kcal、塩分1.3g　調理時間10分

**材料**（2人分）

- マイタケ……1/2パック（50g）
- 大豆モヤシ……100g

A
- 味つけザーサイ……30g
- 水……300ml

- 塩・コショウ……各少々

**作り方**

1 マイタケは食べやすくほぐす。

2 鍋に大豆モヤシとAを入れて強火にかけ、煮立ったら中火にして7～8分煮る。

3 マイタケを加えてひと煮したら、塩・コショウを振って味を調え、器に盛る。

# 夜の献立

たんぱく質と野菜を盛り合わせた
ボリュームサラダがメイン

豚しゃぶと豆腐のサラダ
〜山椒豆板醤だれ〜
大豆モヤシとマイタケの
ザーサイスープ
麦ご飯（または雑穀ご飯）

1人分　カロリー514kcal
塩分2.8g

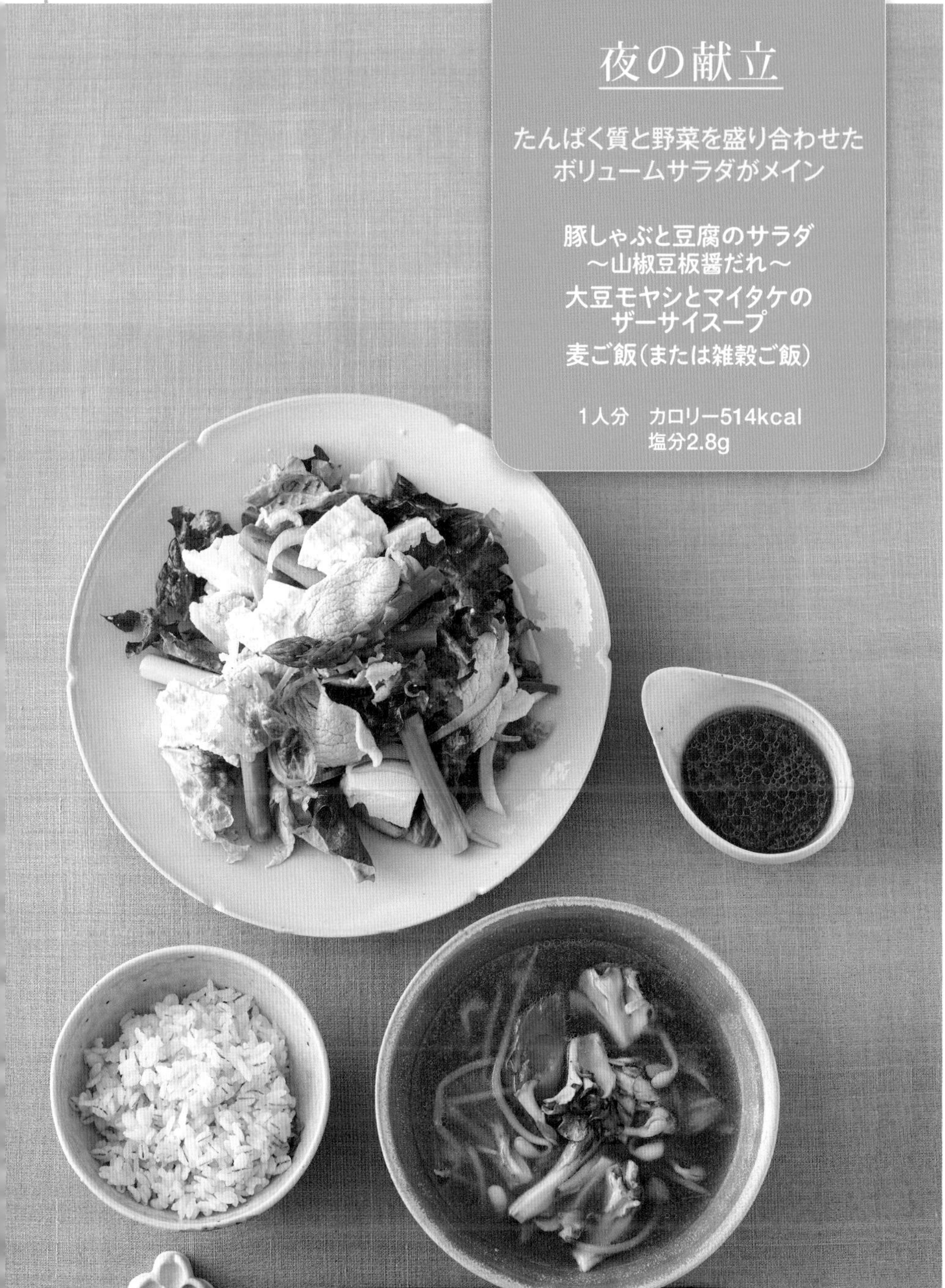

# 貧血を防ぐ献立

女性に多い鉄欠乏性貧血。
めまいやふらつきなどの症状が出る前に、予防することが大切です。

酸素を運ぶヘモグロビンには鉄が不可欠。そのため、体内の鉄が不足すると、体のすみずみまで酸素が行き渡らなくなり、いわば〝酸欠〟状態に。これが鉄欠乏性貧血です。貧血の方は意識して鉄をとることが大切です。まずは、鉄を多く含む食材を覚えておくといいでしょう。レバーなど、動物性食品に含まれるヘム鉄と、ホウレン草など、植物性食品に含まれる非ヘム鉄があり、吸収性が高いのはヘム鉄。でも、同じ食材だけに頼ると栄養が偏るので、複数の食材からとるのがオススメです。

レバーが苦手な人も多いのですが、豚レバーはカレー粉などを入れた牛乳につけてくさみをとることがポイントです。アサリは、殻つきより缶詰を。そのほうが鉄を多くとることができますし、短時間で調理できます。

鶏レバーの赤ワイン煮やプルーンのレモンティー煮（左ページ）も、ストックしておき、少しずつ食べるといいでしょう。

## 鉄分の多い食材

**食材1**
### 鶏レバー
体に吸収されやすいヘム鉄を、9.0mg（100g中）含む。肉は鉄が多いが、鉄が貯蔵されている肝臓（レバー）は特に含有量が多い。

**食材2**
### シジミ
吸収率の高いヘム鉄を、8.3mg（100g中）含む。味噌汁やスープにして、溶け出した汁ごといただくのがお薦め。

**食材3**
### 納豆
非ヘム鉄を3.3mg（100g中）含む。ヘム鉄に比べて吸収率が落ちるが、調理が不要なので毎日手軽にとれる。

**食材4**
### 豚レバー
動物性食品に多く含まれるヘム鉄を、13.0mg（100g中）含む。鉄分を含む食品の中でも断トツに多い。

**食材5**
### アサリ缶詰（水煮）
ヘム鉄を29.7mg（100g中）含む。むき身の水煮は、殻つきよりも鉄を効率よくとれるので、活用したい。

**食材6**
### ホウレン草
鉄の多い野菜の代表格で、非ヘム鉄を2.0mg（100g中）含む。動物性たんぱく質と一緒にとると吸収率がアップする。

数値は、日本食品標準成分表2015年版（七訂）より

## ＼こんなおやつを／ストックしておくのがオススメ

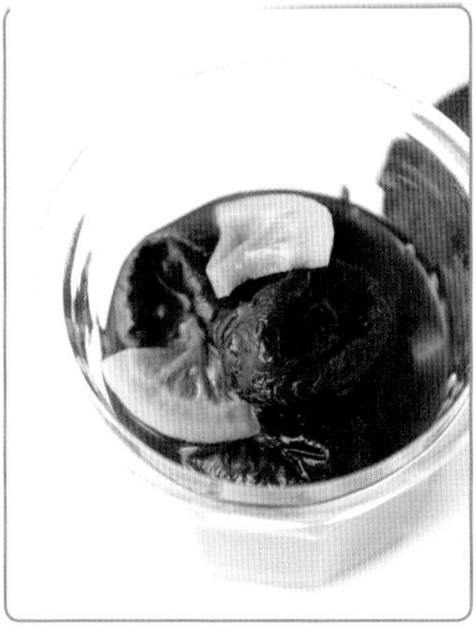

### プルーンのレモンティー煮

**材料と作り方**

耐熱ボウルにプルーン10個、紅茶のティーバッグ1個、水200ml、レモンの輪切り（4等分に切る）1枚を入れ、ラップをかけて電子レンジで4分加熱する。そのまま冷まし、保存容器に入れる。冷蔵庫で4～5日間保存可能。

プルーンは鉄分が豊富。ドライの場合、そのままでももちろん食べられますが、ちょっとアレンジして紅茶で煮てストックしています。紅茶の渋みとレモンの酸味が加わると、ひと味違うおいしさが楽しめます。

1日2〜3切れで貧血を予防!

## 鶏レバーの赤ワイン煮

1人分　88kcal　鉄4.7mg　塩分0.9g　調理時間30分(下ごしらえは除く)

**材料**(作りやすい分量　6人分)

- 鶏レバー……300g
- A
  - ショウガ(薄切り)……2かけ分
  - 赤ワイン……100ml
  - 醤油・ハチミツ……各大さじ1と1/2
  - 豆板醤……小さじ1/2

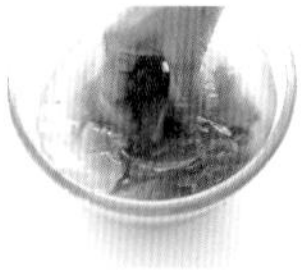

鶏レバーは手で振るように洗うと、くさみの原因となるレバーの中の血の塊を簡単に取り除ける。

**作り方**

1. 鶏レバーはさっと洗い、白い脂肪を取り除いて一口大に切り、たっぷりの水に10分ほどつける。水の中でレバーを振るように洗い、血の塊を出して水気を切る。
2. 鍋に熱湯を沸かしてレバーを入れ、煮立ってから2分ゆでて水にとり、水気を切る。
3. 鍋をさっと洗い、Aとレバーを入れて中火にかけ、煮汁がほとんどなくなるまで20分ほど煮る。保存容器に入れ、冷蔵庫で約1週間保存可能。

味付けは塩昆布だけでOK

## ゆでブロッコリーの塩昆布あえ

1人分　33kcal　鉄0.8mg　塩分0.5g　調理時間5分

**材料**(2人分)

- ブロッコリー……1/2株
- 塩昆布……5g
- 煎り白ゴマ……小さじ2

**作り方**

1. ブロッコリーは小房に切り分け、さっと洗って水気を切る。
2. 耐熱ボウルに1と塩昆布を入れ、ラップをかけて電子レンジで2分加熱する。煎り白ゴマを加えてあえ、器に盛る。

シジミのうまみが広がります

## シジミとダイコンの味噌汁

1人分　40kcal　鉄2.4mg　塩分0.8g　調理時間10分

**材料**(2人分)

- A
  - シジミ(砂出ししたもの)……200g
  - ダイコン……3cm
  - 昆布……5cm
  - 水……400ml
- ダイコンの葉(小口切り)……少々
- 味噌……大さじ1/2

**作り方**

1. ダイコンは皮をむいて細切りにする。
2. 鍋にAを入れて中火にかけ、煮立ったら弱火にして5分ほど煮る。ダイコンの葉を加え、味噌を溶き入れて器に盛る。

# 朝の献立

ストックしておける鶏レバーと
手軽な副菜、味噌汁で

鶏レバーの赤ワイン煮
ゆでブロッコリーの塩昆布あえ
シジミとダイコンの味噌汁
納豆（好みで醤油少々）
ご飯

1人分　カロリー494kcal
鉄9.5mg　塩分2.5g

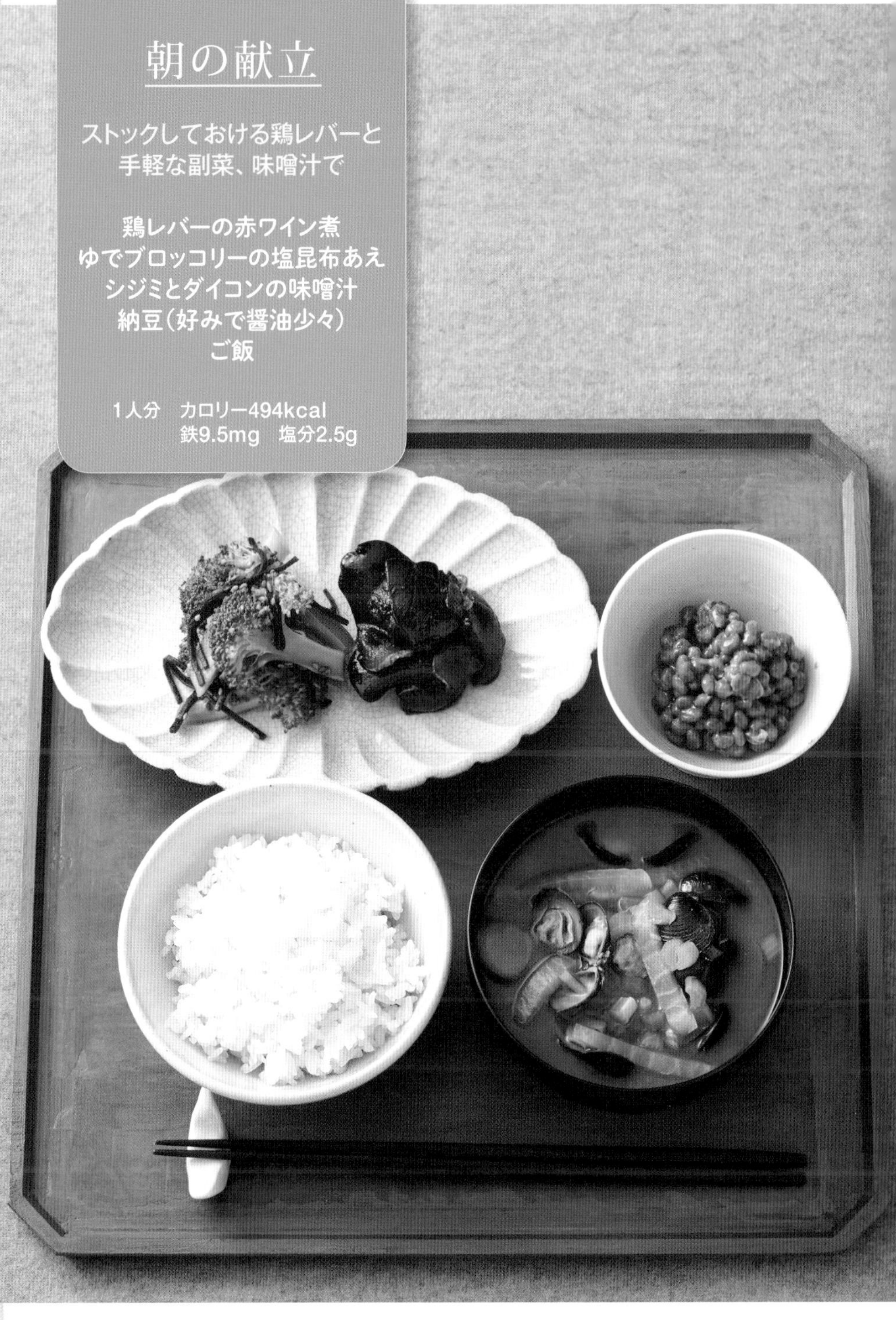

下味の効果で驚きのおいしさに

# 豚レバーのこんがりソテー

1人分　222kcal　鉄15.0mg　塩分1.3g　調理時間15分（下ごしらえは除く）

**材料**（2人分）

豚レバー……200g
ホウレン草……1束（200g）
A
- ニンニク（すりおろす）……1/2かけ分
- 牛乳……大さじ1
- カレー粉・塩……各小さじ1/2

B
- オリーブオイル・塩……各小さじ1/2
- 湯……400ml

小麦粉……適量
オリーブオイル……大さじ1/2
粗びき黒コショウ……少々

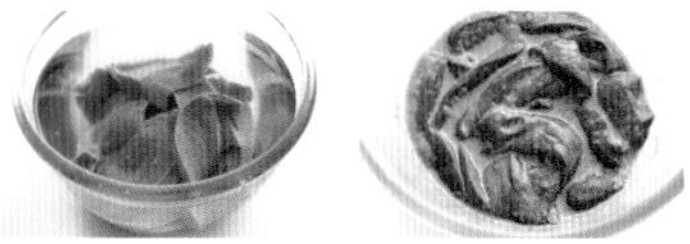

豚レバーは水に30分浸した後、ニンニクやカレー粉を入れた牛乳に漬けるとくさみが抜ける。

**作り方**

1 豚レバーは1cm厚さに切り、たっぷりの水に30分ほど浸して水気を拭く。ホウレン草は6～7cm長さに切る。

2 ボウルにAの材料を混ぜ合わせ、1にからめて15分ほど漬ける。

3 フライパンにBを入れて中火にかけ、煮立ったらホウレン草を加えて2分ほどゆでる。ざるに上げて水気を切り、アルミホイルをかけて保温する。

4 フライパンをさっと拭き、オリーブオイルを入れて中火で熱する。レバーの汁気を拭いて小麦粉を薄くまぶし、フライパンに並べる。両面がこんがりするまで7～8分焼く。

5 器にレバーとホウレン草を盛り、粗びき黒コショウを振る。

アサリ缶詰を使って手軽に

# 簡単クラムチャウダー

1人分　237kcal　鉄13.6mg　塩分0.8g　調理時間25分

**材料**（2人分）

アサリ缶詰……小1缶（85g）

A
- ジャガイモ……1個
- ニンジン……1/2本
- タマネギ……1/2個
- 水……200ml

B
- 牛乳……200ml
- 片栗粉……大さじ1

塩・コショウ……各少々
バター（食塩不使用）……5g

**作り方**

1 Aのジャガイモ、ニンジンは皮をむき、1.5cm角に切る。ジャガイモはさっと洗う。タマネギは1.5cm角に切る。Bを混ぜ合わせる。

2 鍋にアサリの缶汁とAを入れて中火にかけ、煮立ったら蓋をして15分ほど煮る。

3 Bを加えて混ぜながら煮る。煮立ったらアサリの身と塩、コショウ、バターを加え、1～2分煮て器に盛る。

# 夜の献立

豚レバー&アサリで
不足しがちな鉄分を補給

**豚レバーのこんがりソテー**
**簡単クラムチャウダー**
**黒パンなど（市販）**

1人分　カロリー617kcal
鉄29.4mg　塩分2.8g

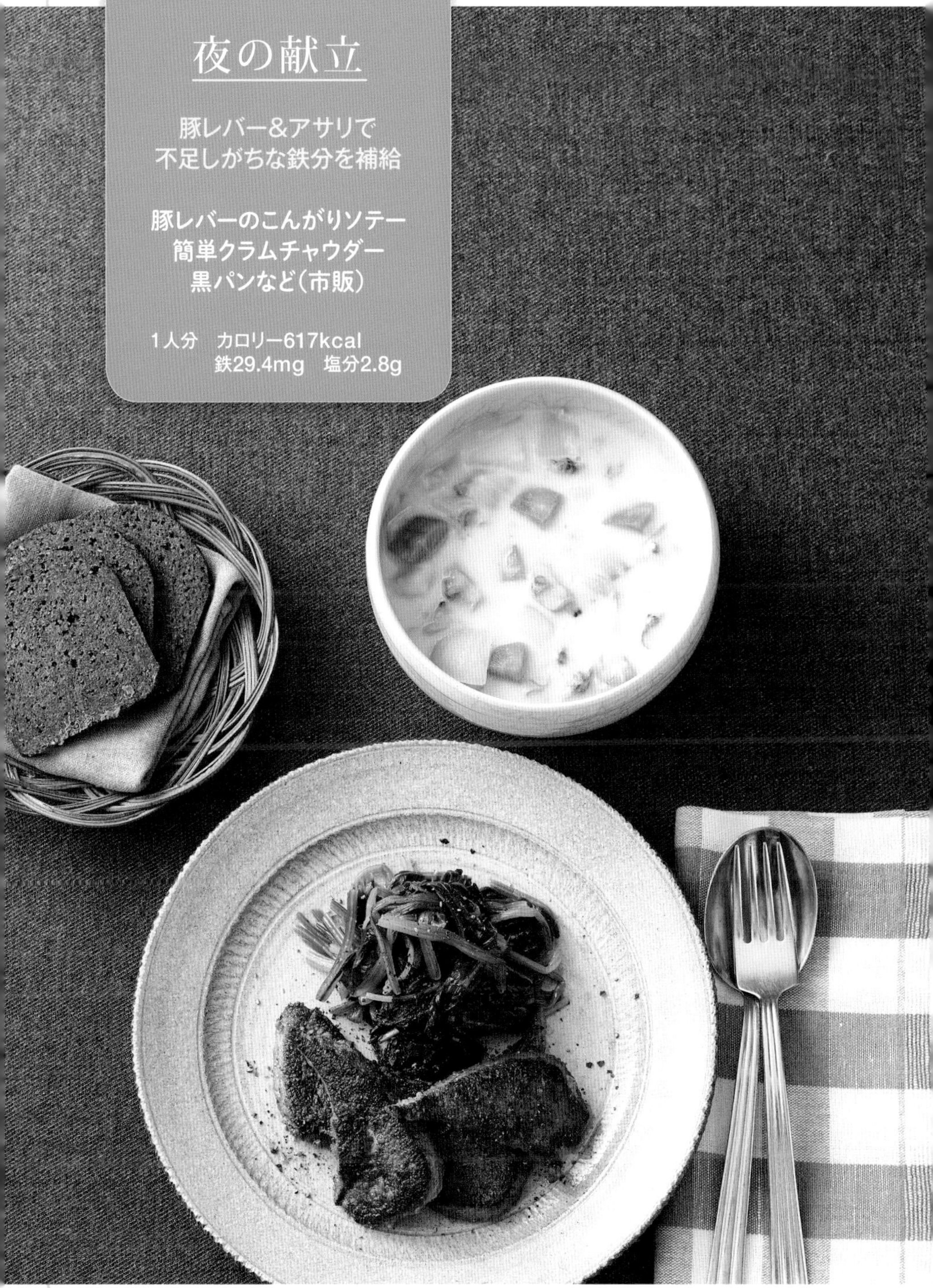

# 骨を丈夫にする献立

骨密度が下がると、骨折や骨粗しょう症になりやすくなるので、今のうちから骨に必要な栄養をとり、強くしておきましょう。

骨を丈夫に保つ心がけは、骨密度が気になるようになってからでは遅いので、10年後、20年後の自分のために今から意識してほしいと思います。

骨のためには、カルシウムだけではなく、たんぱく質、ビタミンD、ビタミンKを含んでいる食材を積極的に食べましょう。そのためには、チリメンジャコ、シラス干し、桜エビ、高野豆腐、キクラゲ、納豆、青菜などを日ごろからたっぷりと。食生活をがらりと変える必要はありません。

牛乳には、カルシウムやたんぱく質が含まれているので、1日のどこかではとりたいものですが、苦手な方はスープにするといいでしょう。中骨入りのサケ缶と組み合わせたスープは、調理が簡単で、骨に必要な栄養がたっぷりです。カルシウムの多い高野豆腐をストックしておくのもいいでしょう。コラーゲンの生成を助けるビタミンC豊富なフルーツも忘れずに。

## 骨の維持に役立つ成分

**ビタミンD**
⇒カルシウムの吸収を高める

**ビタミンK**
⇒カルシウムの骨への沈着を助ける

**ビタミンC**
⇒骨を形成するコラーゲンの生成を助ける

**たんぱく質**
⇒骨の材料になる

**カルシウム**
⇒骨の材料になる

＼こんな食材を／
## ストックしておくと便利

### 戻しキクラゲ

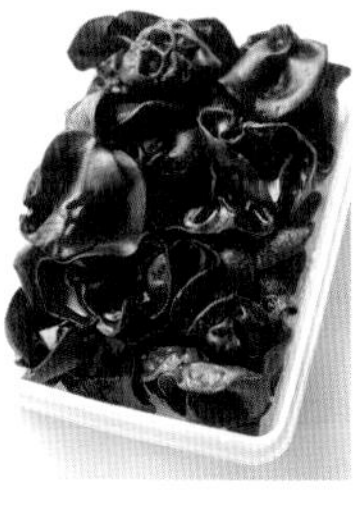

キクラゲは水につけて戻し、水で洗ってからさっとゆでて戻す。ストックしておくと、サラダや炒め物にすぐに使える。保存容器に入れ、冷蔵庫で4～5日保存可能。

### 高野豆腐クルトン

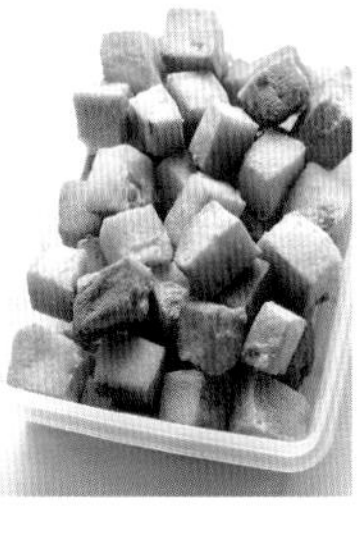

カルシウム豊富な高野豆腐をカリカリのクルトンに。保存容器に入れ、冷蔵庫で1週間保存可能。スープやサラダのトッピングに便利。

**材料と作り方**

1 高野豆腐（凍り豆腐）2個はかぶるくらいの熱湯に浸し、冷めるまでそのまま置く。水気をしっかり絞って1.5cm角に切る。

2 フライパンに揚げ油を深さ1cm程度入れて高温（約180℃）に熱し、1を入れてこんがりするまで5～6分揚げる。

# 朝の献立

ボリュームのあるスープがメイン。
手軽にできるから忙しい朝にぴったり

サケとコーンのクリームスープ
キウイとオレンジのはちみつレモン風味
ナッツ入り胚芽パン（市販）

1人分　カロリー 546kcal
塩分2.8g　たんぱく質26.4g
カルシウム1633mg

骨作りに欠かせないビタミンCたっぷり！

## キウイとオレンジのハチミツレモン風味

1人分　80kcal、塩分0g、たんぱく質1.5g、カルシウム41mg　調理時間5分

**材料**（2人分）

キウイフルーツ……2個
オレンジ……1個
A　ハチミツ・レモン汁……各小さじ1

**作り方**

1 キウイフルーツとオレンジは皮をむき、一口大に切る。
2 ボウルに1とAを入れて混ぜ合わせ、器に盛る。

鍋に材料を入れて温めるだけ！

## サケとコーンのクリームスープ

1人分　309kcal、塩分2.1g、たんぱく質19.9g、カルシウム1582mg　調理時間10分

**材料**（2人分）

サケ中骨水煮缶詰……1缶（190g）
クリームコーン缶詰……1缶（190g）
タマネギのみじん切り……1/4個分
牛乳……200ml
ドライバジル……小さじ2
塩・コショウ……各少々
高野豆腐クルトン（P.109参照）……20g

**作り方**

1 鍋にサケをくずし入れ、クリームコーン、タマネギのみじん切り、牛乳、ドライバジルを入れてよく混ぜ合わせる。
2 1を中火にかけて温め、塩・コショウで味を調える。器に盛り、高野豆腐クルトンをのせる。

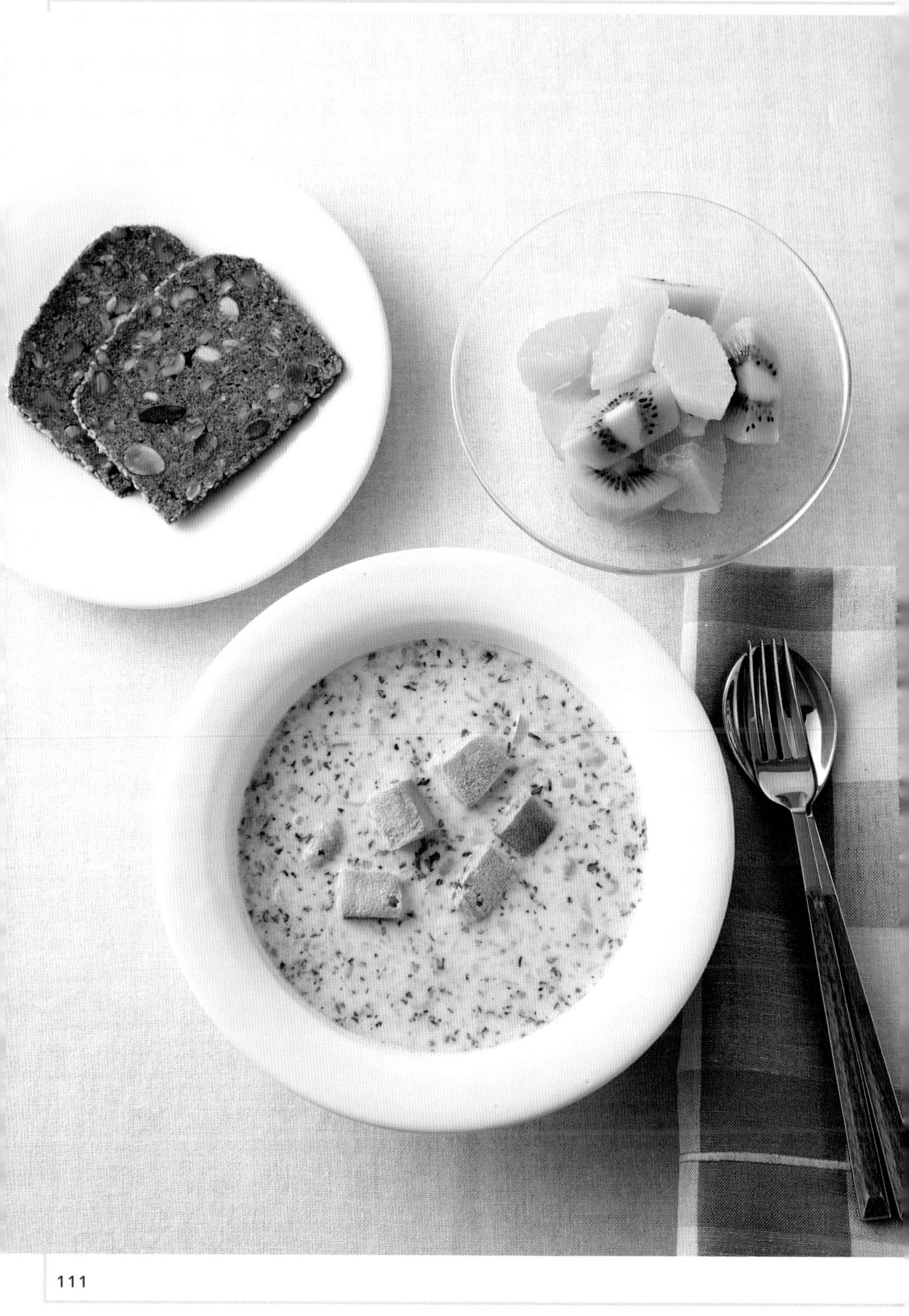

たんぱく質もしっかりとれる

## 厚揚げと小松菜のオイスターソース炒め

1人分　277kcal、塩分1.3g、たんぱく質16.5g、カルシウム354mg　調理時間15分

**材料**（2人分）

厚揚げ……1枚
小松菜……200g
卵……2個
A ニンニクのすりおろし……1/2かけ分
A オイスターソース・酒……各小さじ2
A 醬油……小さじ1
A 砂糖……小さじ1/2
サラダ油……大さじ1

**作り方**

1 厚揚げは熱湯をかけて油抜きをし、1cm幅に切る。小松菜は5～6cm長さに切る。卵は割りほぐす。小さめの器にAを混ぜ合わせる。

2 フライパンにサラダ油大さじ1/2を中火で熱し、溶き卵を入れて菜箸で大きく混ぜ、炒り卵にして取り出す。

3 フライパンに残りのサラダ油を足し、厚揚げを炒める。油が回ったら小松菜を加えてさっと炒め、蓋をして2～3分蒸し焼きにする。

4 2を戻し入れ、Aを加えて混ぜ合わせ、器に盛る。

桜エビでカルシウムアップ！

## キクラゲとパプリカの中華サラダ

1人分　63kcal、塩分1.0g、たんぱく質4.6g、カルシウム117mg
調理時間5分（キクラゲの戻し時間除く）

**材料**（2人分）

キクラゲ（乾燥）……6g
赤パプリカ……1個
桜エビ（乾燥）……10g
A 醬油……大さじ1/2
A 酢・練り辛子……各小さじ1
A 砂糖・ゴマ油……各小さじ1/2

**作り方**

1 キクラゲは戻す（P.109参照）。パプリカは縦半分に切ってヘタと種を取り、横に薄切りにする。小さめの器にAを混ぜ合わせる。

2 器にパプリカ、キクラゲ、桜エビを盛り、Aをかける。

# 夜の献立

## 骨作りにも役立つ炒め物とサラダ

**厚揚げと小松菜のオイスターソース炒め**
**キクラゲとパプリカの中華サラダ**
**雑穀ご飯（もち麦入り）**

1人分　カロリー582kcal、塩分2.3g
たんぱく質26.0g、カルシウム474mg

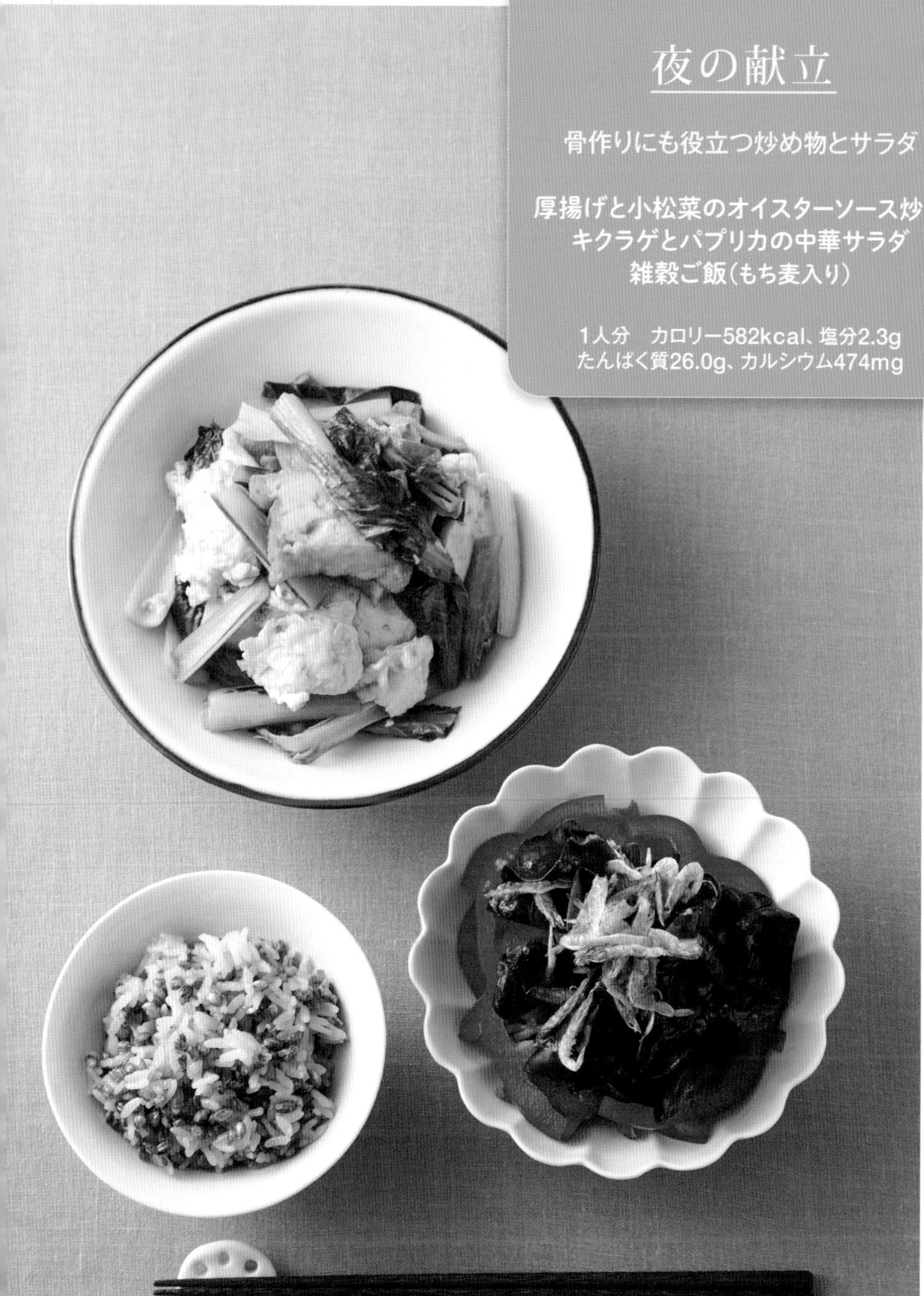

# 肌を整える献立

スキンケアはもちろんですが、体の内側からの対策も大切。
肌にいい栄養素がしっかりとれる献立で肌トラブルを防ぎましょう。

肌を健やかに保つためには、肌にいい栄養をとる意識も大切です。

食事で肌をケアするには、３つのポイントがあります。具体的には、「たんぱく質」「ビタミンA、C、E」を含む食材、そして「食物繊維や発酵食」です。美肌づくりの土台となるたんぱく質、抗酸化作用を持つビタミン類をしっかりとり、さらに腸の調子を整えれば、肌のすみずみまで栄養が届きやすくなります。

美肌のためには、朝食は抜かず、朝から肌にいい栄養をとるべきです。１１６ページのサンドイッチとスープには、美肌にいい成分がたっぷり。キャロットラペとゆで卵は作っておくといいでしょう。

鶏スペアリブを使ったカレーも美肌に役立ちます。コラーゲンたっぷりの鶏スペアリブとビタミン豊富な赤パプリカ、食物繊維を含むマッシュルームを組み合わせれば、内側からの肌のケアに必要な栄養をまとめてとれます。

## 美肌に役立つ3つの要素

**肌のダメージを抑える**
**ビタミンA、C、E**

**腸を整える**
**食物繊維**
**発酵食**

**肌の土台をつくる**
**たんぱく質**

＼こんな常備菜を／
## 多めに作っておくと便利

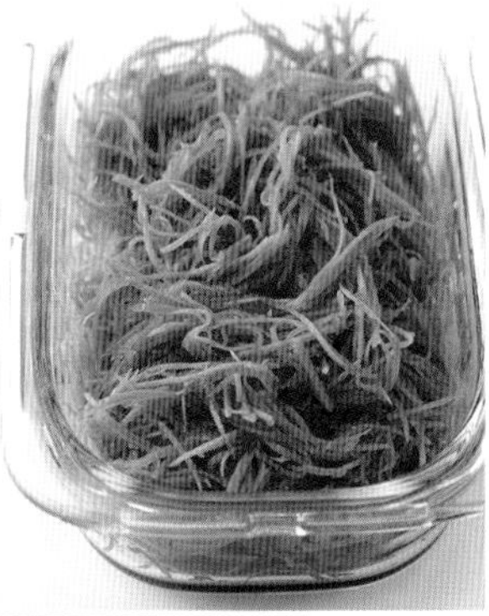

保存容器に入れ、冷蔵庫で2～3日保存OK。

### キャロットラペ

**材料**（2人分）

ニンジン……1本
タマネギのすりおろし……小さじ1/2
酢……大さじ1/2
ハチミツ……小さじ1/2
塩……小さじ1/3

**作り方**

ニンジンは皮をむき、スライサーで細切りにする。ボウルに入れ、残りの材料を入れて混ぜ合わせる。

P.38には別の作り方のキャロットラペも紹介しているので参考に。

彩り鮮やかな美肌サンド

## ニンジンとアオサの卵サンド

1人分　382kcal、塩分2.0g　調理時間15分

**材料**（2人分）

A
- ニンジン……1本
- タマネギのすりおろし……小さじ1/2
- 酢……大さじ1/2
- ハチミツ……小さじ1/2
- 塩……少々

スプラウト（ブロッコリーなど）……1/2パック（30g）
ゆで卵……3個
好みの食パン（12枚切り）……4枚
オリーブオイル・マヨネーズ……各小さじ2
アオサ（乾燥）……10g

**作り方**

1. キャロットラペを作る。ニンジンは皮をむき、スライサーで細切りにする。ボウルに入れ、残りの材料を入れて混ぜ合わせる。
2. スプラウトは根元を切る。ゆで卵は5mm幅の輪切りにする。
3. 食パン4枚の片面にオリーブオイルを塗る。そのうちの2枚にゆで卵を並べてマヨネーズを塗り、スプラウト、キャロットラペ、アオサの順にのせる。オイルを塗った面を内側にして食パンをのせ、半分に切って器に盛る。

旬の柿はビタミンCがたっぷり

## 柿とヨーグルトのフルーツスープ

1人分　145kcal、塩分 0.2g　調理時間10分

**材料**（2人分）

柿……1個
プレーンヨーグルト……1カップ（210g）
甘酒……1/4カップ

**作り方**

1. 柿はヘタを取ってよく洗い、皮つきのまま4～6等分に切り、種を取り除く。
2. ミキサーにすべての材料を入れ、滑らかになるまで撹拌し、器に盛る。

# 朝の献立

ヘルシーなサンドイッチと
果物のスープを組み合わせて

ニンジンとアオサの卵サンド
柿とヨーグルトのフルーツスープ

1人分　カロリー527kcal
塩分2.2g

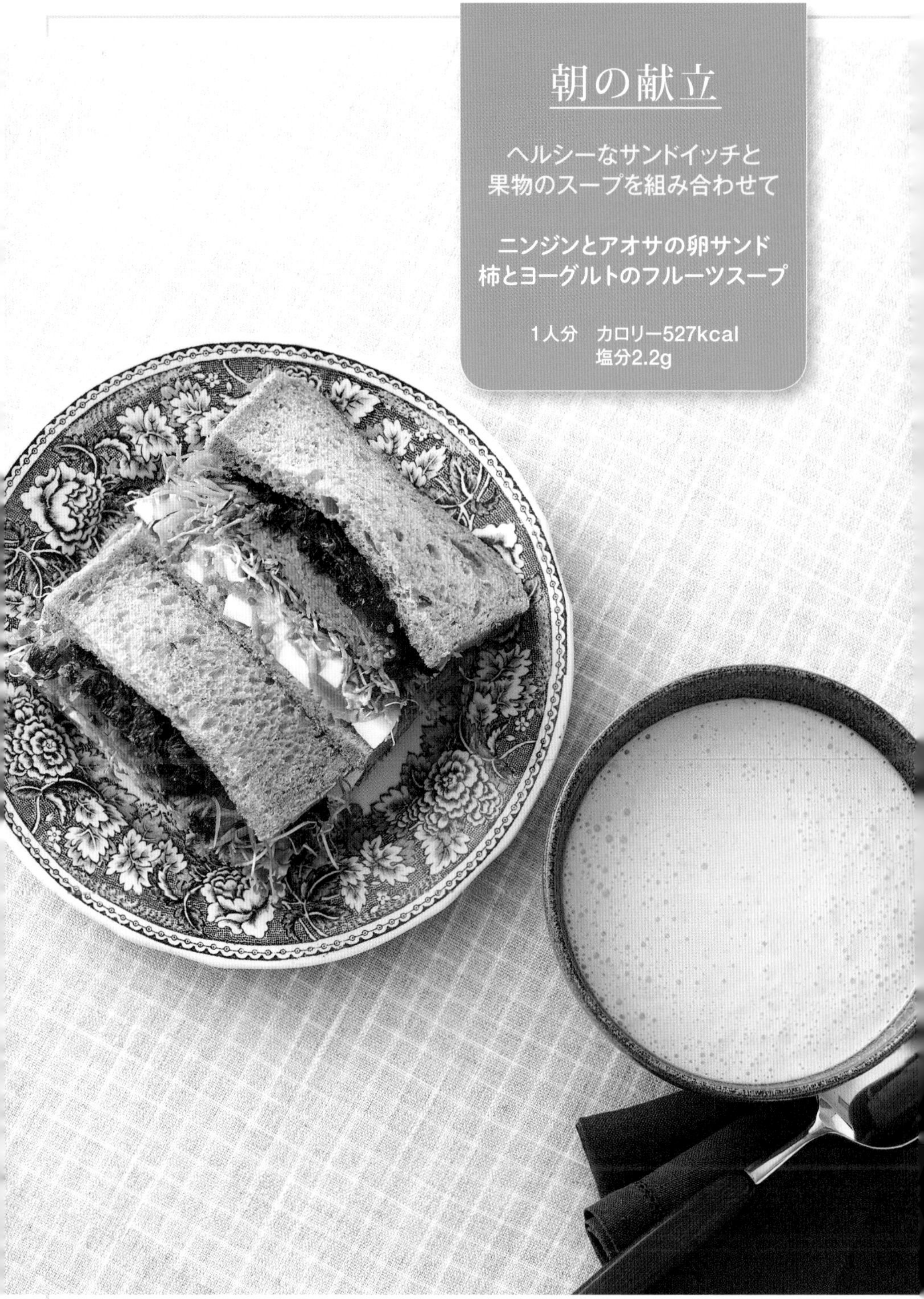

キヌアご飯とセットがお薦め

# 鶏肉とマッシュルームのスープカレー

1人分 362kcal、塩分 1.6g 調理時間100分

**材料**（4人分・作りやすい分量）

鶏スペアリブ（鶏手羽中）……300g

A
- 塩……小さじ1/2
- カレー粉……大さじ1
- オリーブオイル……大さじ1/2

マッシュルーム……1パック（100g）
赤パプリカ……1個
タマネギ……1/2個
オリーブオイル……大さじ1と1/2

B
- ニンニクのすりおろし……1かけ分
- トマトペースト……大さじ2*
- 水……400ml
- ローリエ……1枚

カレー粉……大さじ1
塩……小さじ1/2
コショウ……少々

☆　☆　☆

キヌアご飯**……2人分で茶碗2杯分（300g）

**作り方**

1 鶏スペアリブにAをすり込み、30分ほど置く。マッシュルームは縦半分に切る。赤パプリカは縦半分に切ってヘタと種を取り、一口大に切る。タマネギは2cm角に切る。

2 鍋にオリーブオイル大さじ1/2を中火で熱し、鶏肉を入れてこんがりと焼く。マッシュルーム、パプリカ、タマネギを加えて炒め合わせ、全体に油が回ったらBを加えて混ぜ、煮立ったら弱火にして蓋をし、1時間ほど煮る。

3 フライパンに残りのオリーブオイル、カレー粉を入れて木べらで混ぜながら中火にかけ、香りが立ったら2に加える。塩、コショウを加えてひと煮し、器に盛る。別の器にキヌアご飯を盛る。

＊ トマトペーストはなければ、トマトのすりおろし1個分とトマトケチャップ大さじ1で代用してもいい。

＊＊ 米・キヌア各1合を洗って炊飯器に入れ、同量の水（360ml）を入れて30分ほど浸水させ、普通に炊く。

アボカドのビタミンEで老化を防ぐ

# アボカドとホウレン草のアーモンドサラダ

1人分 262kcal、塩分 0.8g 調理時間15分

**材料**（2人分）

A
- 紫タマネギのみじん切り……1/6個分
- レモン汁……大さじ2
- 塩……小さじ1/4
- コショウ……少々

スライスアーモンド……20g
サラダホウレン草……50g
アボカド……1個
オリーブオイル……大さじ1

**作り方**

1 小さめの器に、Aの紫タマネギのみじん切りとレモン汁を混ぜ、残りの材料を加えて混ぜ合わせる。フライパンにスライスアーモンドを入れ、中火で香ばしくなるまで空煎りする。ホウレン草は3〜4cm長さに切る。

2 アボカドは縦にぐるりと切り目を入れて左右にひねって2つに分ける。種を取って皮をむき、食べやすく切る。

3 ボウルにAとアボカドを入れて混ぜ、オリーブオイル、ホウレン草、アーモンドを加えて混ぜ合わせ、器に盛る。

# 夜の献立

肌にいい栄養がギュッ！

鶏肉とマッシュルームのスープカレー
（キヌアご飯つき）
アボカドとホウレン草の
アーモンドサラダ

１人分　カロリー624kcal
塩分2.4g

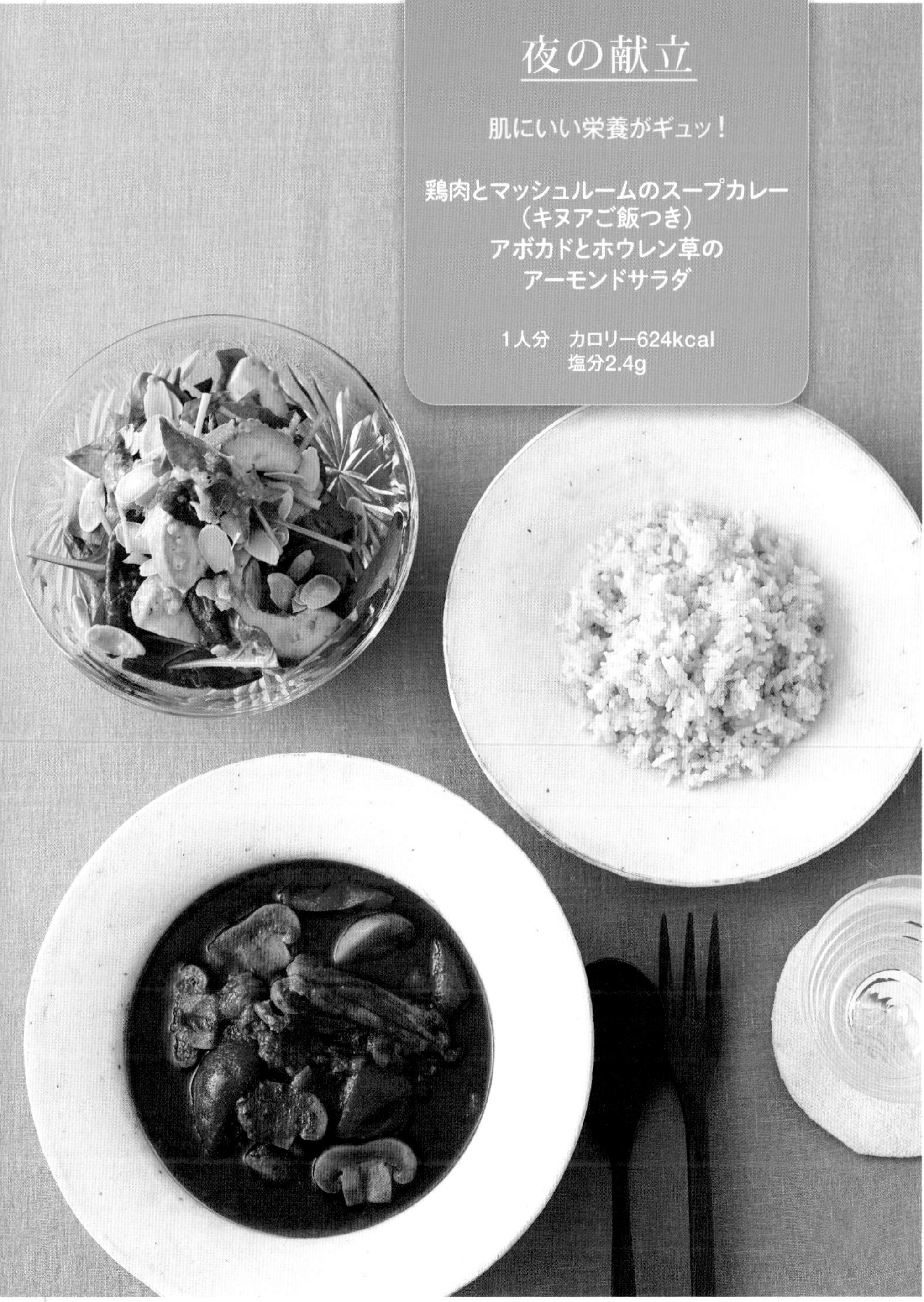

# 発酵食をもっと楽しもう❶
# サラダ感覚の「発酵ベジ」

発酵ベジ—①

時間がたつほどおいしくなる
**野菜**＋**塩**で

## ザワークラウト

**材料**（作りやすい分量）

キャベツ……1kg
花椒《ホワジャオ》（ホール）または黒粒コショウ……小さじ2
塩……大さじ1

**作り方**

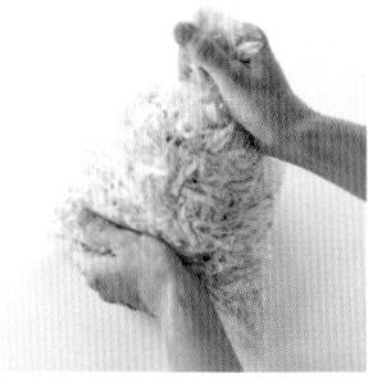

**1** キャベツは千切りにする。ポリ袋に入れ、花椒と塩を加えてまぶす。

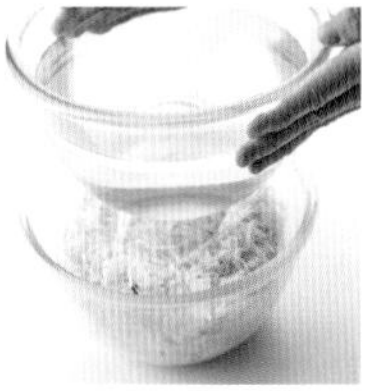

**2** 空気を抜いて袋の口を結び、ボウルに入れる。水を張ったボウルをのせて重しをし、常温で一晩置く。

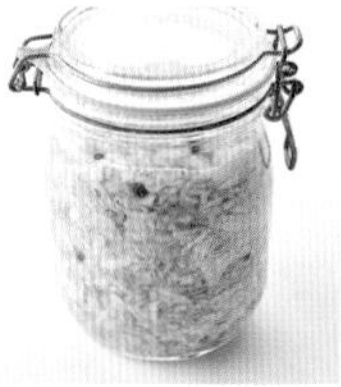

**3** 重しを外して常温に1～2日置き、細かい泡が出てきたら保存瓶に移し、冷蔵庫で保存する。

**こんな食べ方も！**

肉料理の付け合わせや味噌汁の具、ソーセージと一緒に煮てスープにしても。

**発酵・保存について**

時間がたつごとに発酵が進み、酸味が強くなる。おいしさの目安は3～4カ月。キャベツが空気に触れると変色してしまうので、キャベツから出た水分は捨てず、常にひたひたの状態を保つ。

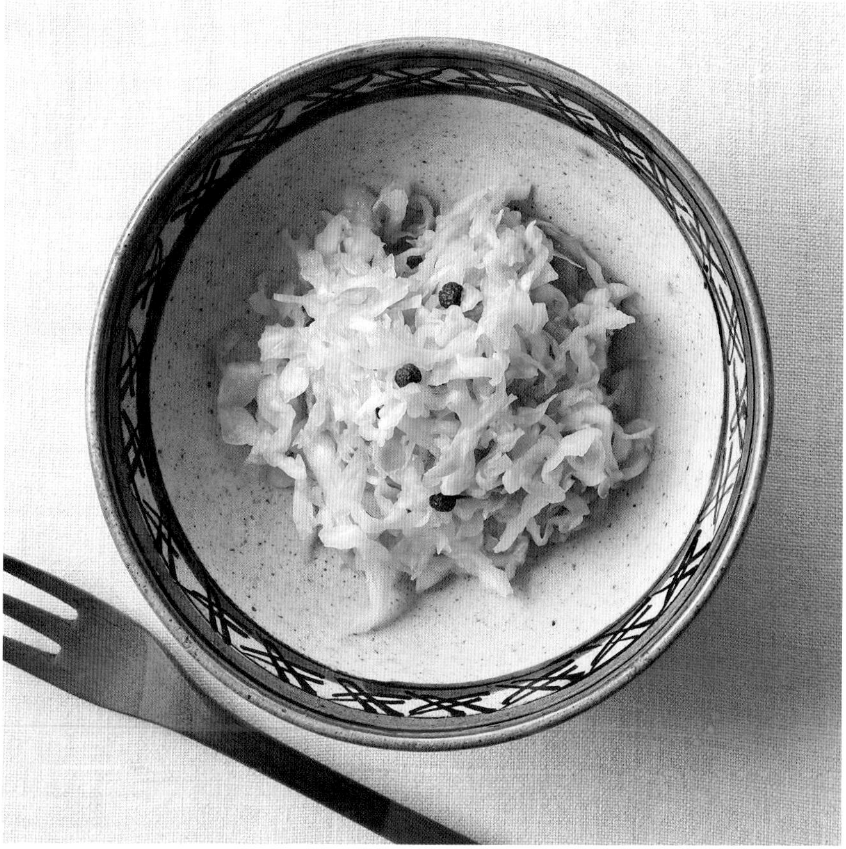

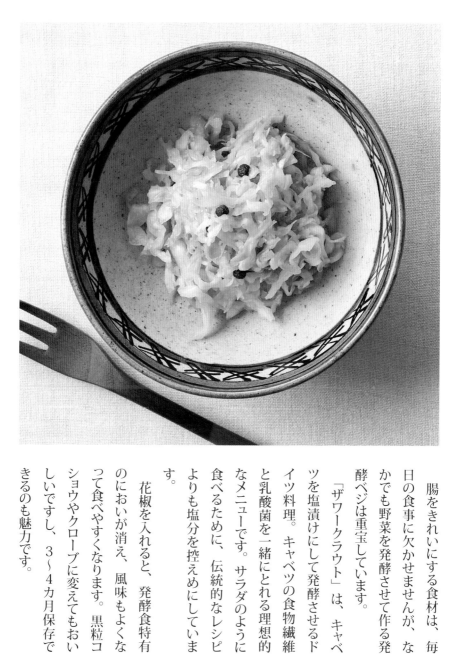

　腸をきれいにする食材は、毎日の食事に欠かせませんが、なかでも野菜を発酵させて作る発酵ベジは重宝しています。

「ザワークラウト」は、キャベツを塩漬けにして発酵させるドイツ料理。キャベツの食物繊維と乳酸菌を一緒にとれる理想的なメニューです。サラダのように食べるために、伝統的なレシピよりも塩分を控えめにしています。

　花椒を入れると、発酵食特有のにおいが消え、風味もよくなって食べやすくなります。黒粒コショウやクローブに変えてもおいしいですし、3〜4カ月保存できるのも魅力です。

発酵ベジー②

発酵した漬け汁も腸に効く!

野菜 + 塩 + 甘酒 で

# 白菜とセロリの水キムチ

**材料**(作りやすい分量)

| | |
|---|---|
| 白菜、セロリなど合わせて | 800g(正味) |
| 塩 | 小さじ1 |
| A 水 | 800ml |
| A 塩 | 24g |
| A リンゴ(すりおろす) | 1/4個 |
| A タマネギ(すりおろす) | 1/4個 |
| A ショウガ(すりおろす) | 1かけ |
| A ニンニク(すりおろす) | 1かけ |
| A 甘酒(砂糖不使用) | 大さじ6 |
| 赤唐辛子の小口切り | 1本分 |

**作り方**

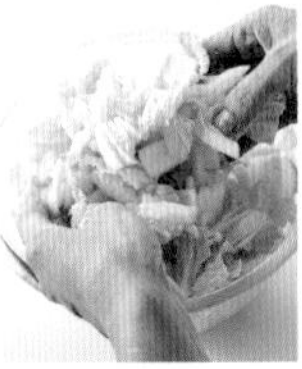

1 白菜は3cm角に切る。セロリは筋を除いて横に薄切りにする。ともにボウルに入れて塩をまぶし、30分置いて水気を出す。

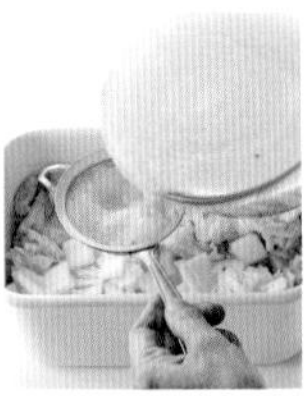

2 別のボウルにAの水と塩を入れて混ぜ溶かし、残りの材料を加えて混ぜ合わせる。保存容器に1の水気を切って入れ、Aを茶こしなどでこしながら加える。

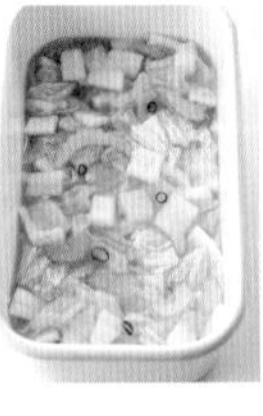

3 赤唐辛子を加え、蓋をして常温に1~3日置き、細かい泡が出てきたら冷蔵庫で保存する。

**発酵・保存について**

時間がたつごとに発酵が進み、酸味が強くなる。おいしさの目安は約2週間。

**こんなメニューに!**

水キムチと漬け汁は、冷麺のスープと具材にそのまま使える。そうめんでもおいしい。

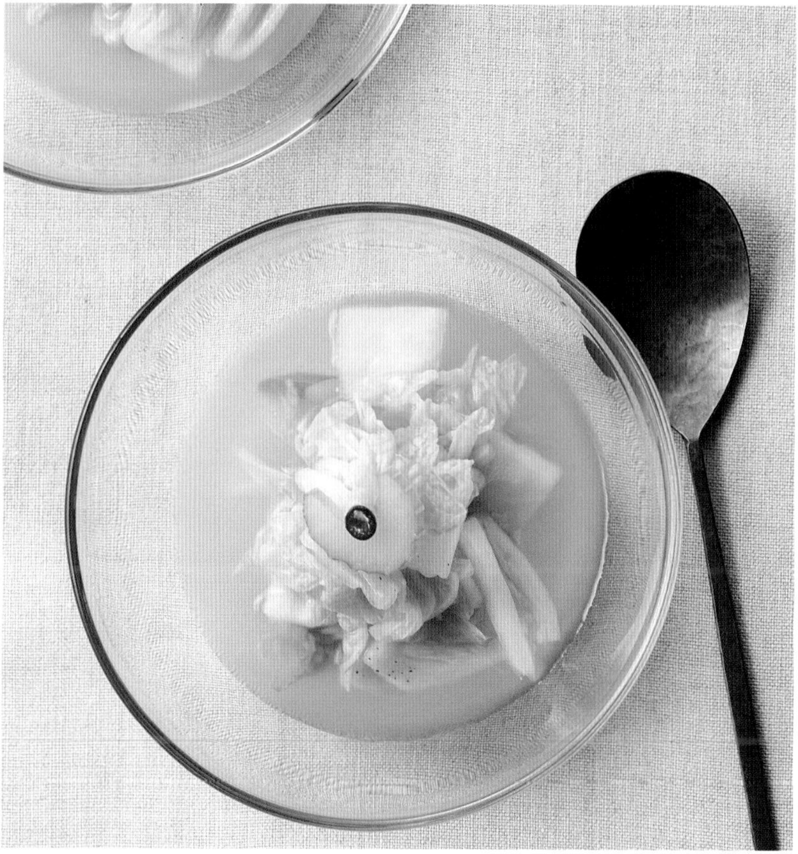

韓国の漬け物といえば、赤唐辛子を使ったキムチが定番ですが、辛みのない「水キムチ」も人気です。作り方は、ザワークラウトと同様に、野菜を塩漬けにして発酵させます。

発酵を促す材料として、一般的には米のとぎ汁や米粉を使いますが、私は手軽に作れるように甘酒を使います。茶こしでこすのもポイントです。

甘酒をエサにして乳酸菌が増えると、プクプクと小さな泡が出て酸味が出てきます。漬け汁にもこの乳酸菌がたっぷりと含まれているので、野菜と一緒に余さずとってくださいね。

発酵ベジー③

シメサバを使ってお手軽に

野菜＋塩＋甘酒で

# カブのかぶらずし風

**材料**（作りやすい分量）

- カブ（実の部分）……400g（正味）
- 塩……12g
- シメサバ（市販品）……1/2尾
- ニンジン……1/2本
- 赤唐辛子の小口切り……1本分
- ユズの皮（細切り、あれば）……少々
- 甘酒（砂糖不使用）……100ml

**作り方**

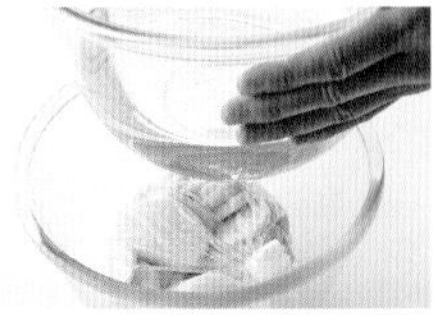

**1** カブは皮つきのまま縦に7～8mm厚さに切る。ポリ袋に入れ、塩を加えてまぶす。空気を抜いて袋の口を結び、ボウルに入れる。水を張ったボウルをのせて重しをし、常温で一晩置く。

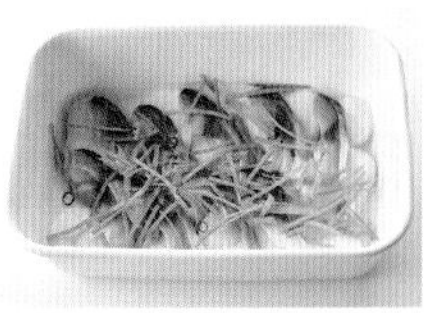

**2** シメサバは1cm厚さのそぎ切りにする。ニンジンは皮をむいて5cm長さの細切りにする。保存容器に1の水気を切って1/3量を広げ入れる。シメサバ1/2量と、ニンジン、赤唐辛子、ユズの皮各1/3量をのせ、甘酒1/2量をかける。

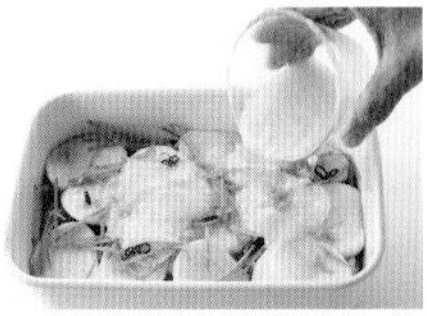

**3** 続いて残りのカブ1/2量、残りのシメサバと、ニンジン、赤唐辛子、ユズ各1/2量をのせる。最後に残りのカブ、ニンジン、赤唐辛子、ユズをのせ、甘酒をかける。

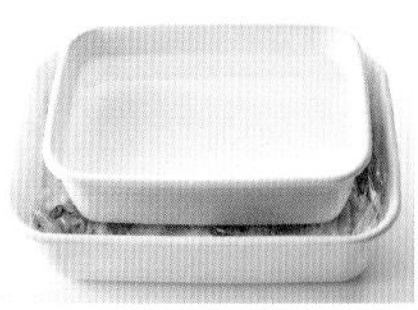

**4** ラップを密着させるように貼り付け、水を張った保存容器をのせて重しをし、冷蔵庫に入れて1～2日置く。

**発酵・保存について**

おいしさの目安は4～5日間。シメサバを使っているので、早めに食べきる。

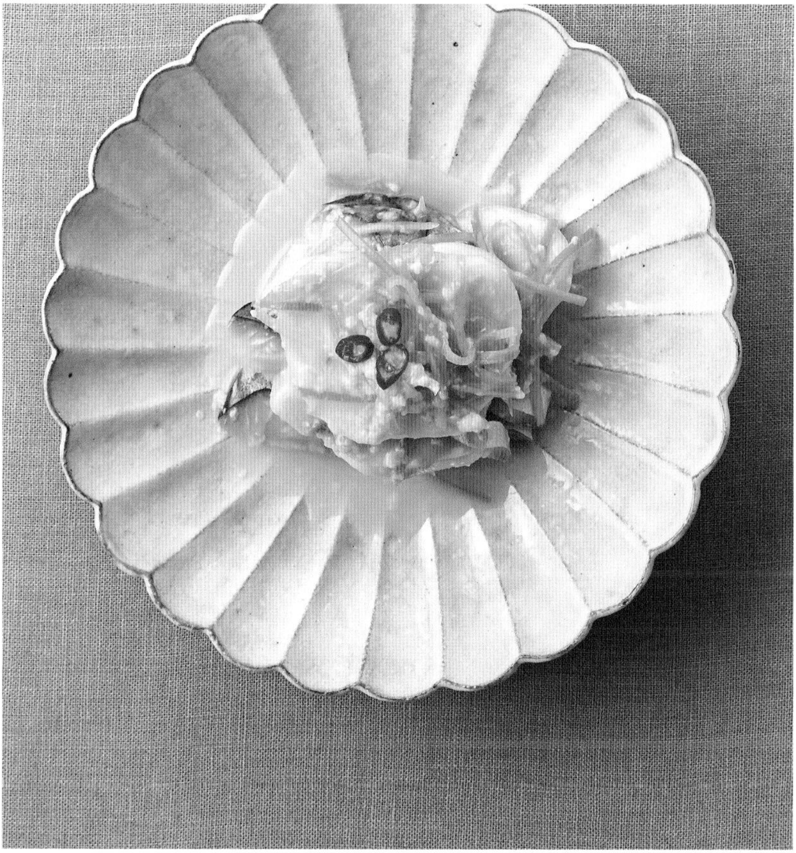

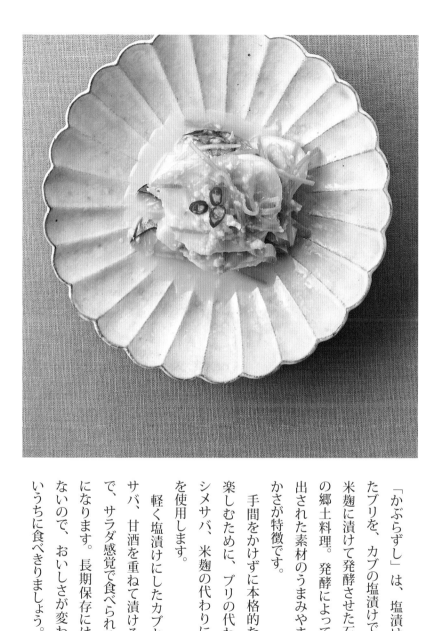

「かぶらずし」は、塩漬けにしたブリを、カブの塩漬けで挟み、米麹に漬けて発酵させた石川県の郷土料理。発酵によって引き出された素材のうまみやまろやかさが特徴です。

手間をかけずに本格的な味を楽しむために、ブリの代わりにシメサバ、米麹の代わりに甘酒を使用します。

軽く塩漬けにしたカブとシメサバ、甘酒を重ねて漬けることで、サラダ感覚で食べられる一品になります。長期保存には向かないので、おいしさが変わらないうちに食べきりましょう。

発酵ベジー④

ほんのりとした甘さがたまらない

野菜＋甘酒＋塩麹で

# ダイコンのべったら漬け風

**材料**（作りやすい分量）

| | |
|---|---|
| ダイコン | 400g（正味） |
| 塩麹 | 大さじ4 |
| 甘酒（砂糖不使用） | 大さじ4 |

**作り方**

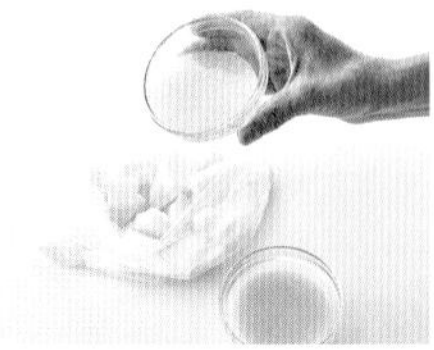

**1** ダイコンは皮をむき、1cm厚さのいちょう切りにする。ポリ袋に入れ、塩麹、甘酒を加えて混ぜる。

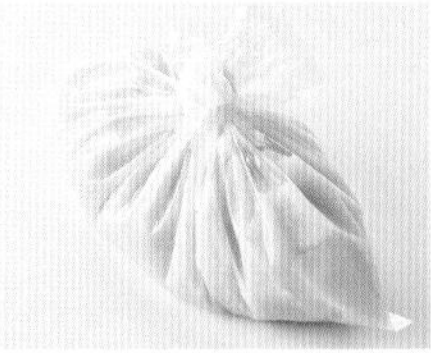

**2** 空気を抜いて袋の口を結び、常温で一晩置き、冷蔵庫に入れる。

### 発酵・保存について

時間がたつごとに水分が抜け、味が締まる。おいしさの目安は約1週間。

**こんなメニューに！**

刻んでチャーハンの具にする。納豆に混ぜるのもお薦め。

**どう違う？ 塩麹と甘酒**

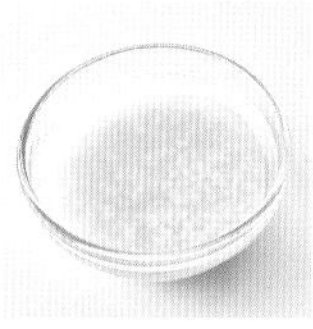

**塩麹**

麹に塩と水を加えて熟成させた発酵調味料。麹菌の酵素によって、塩がメインの味に、甘みとうまみが加わる。

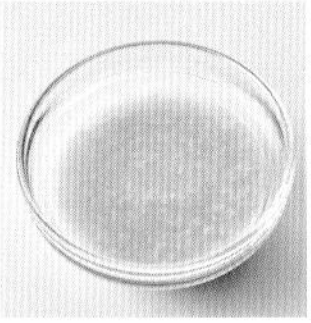

**甘酒**

米麹を使った甘酒は、麹菌の酵素が、米のでんぷんを甘み成分に分解。酒かすを用いた甘酒とは異なる。

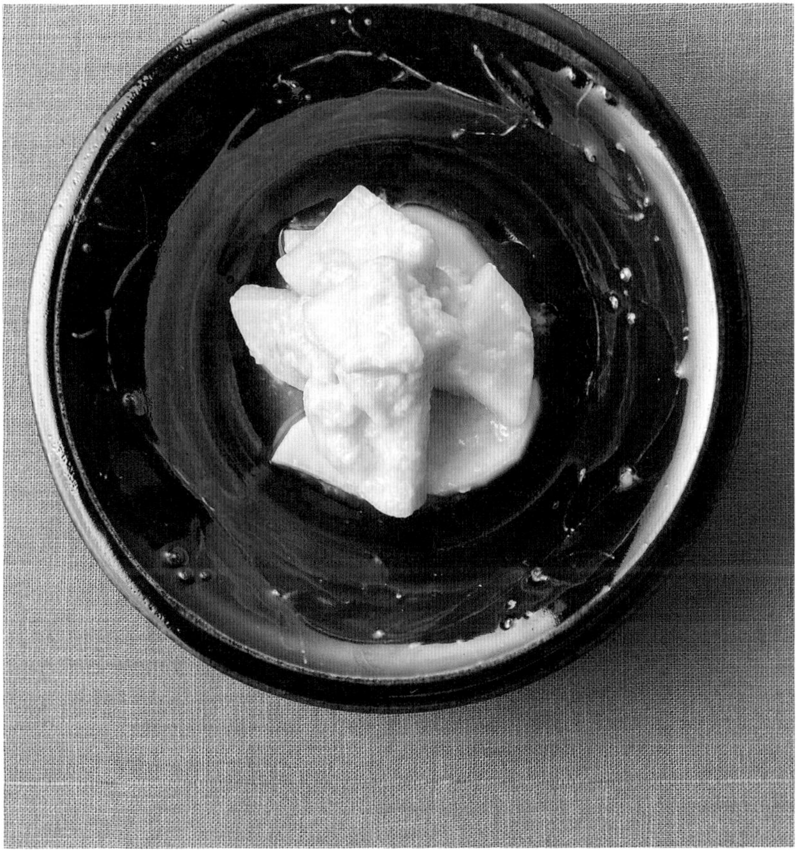

ダイコンを米麹漬けにした「べったら漬け」は、東京の名産品の一つ。ダイコンの表面に米麹がべとべとついている様子から名づけられたそうです。

本来はダイコンを塩漬けしてから米や米麹に漬けますが、手軽に作れるように、ダイコンに塩麹と甘酒を直接からめます。

２つの発酵調味料が生み出す、まろやかな甘みとうまみを味わえます。

発酵食をもっと楽しもう②

# \簡単/「発酵合わせだれ」

塩麹や味噌など、発酵調味料で合わせだれを作って、調味に使うと、塩や醤油などで調味するよりも、まろやかさが加わり、おいしさがワンランクアップします。

しかも、下味に使えば、肉が柔らかくなり、砂糖代わりにすし酢に使えば、手間なくさっぱりと仕上がります。味つけも決まりやすいので、お試しを。

発酵合わせだれ—①

ショウガの風味がさわやか

**塩麹** で

## 塩麹ショウガだれ

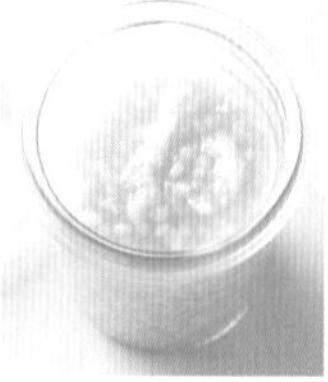

**材料**（作りやすい分量）

塩麹……………………1/2カップ

ショウガのすりおろし
……………………大さじ2

みりん…………………大さじ1

**作り方**

すべての材料を混ぜ合わせ、保存瓶に入れて冷蔵庫で保存する。

**保存&使い方**

おいしさの目安は2週間。肉や魚の下味に使うと塩麹の効果で柔らかくなる。うまみを生かして、納豆のたれ代わりや鍋物の調味に使っても。

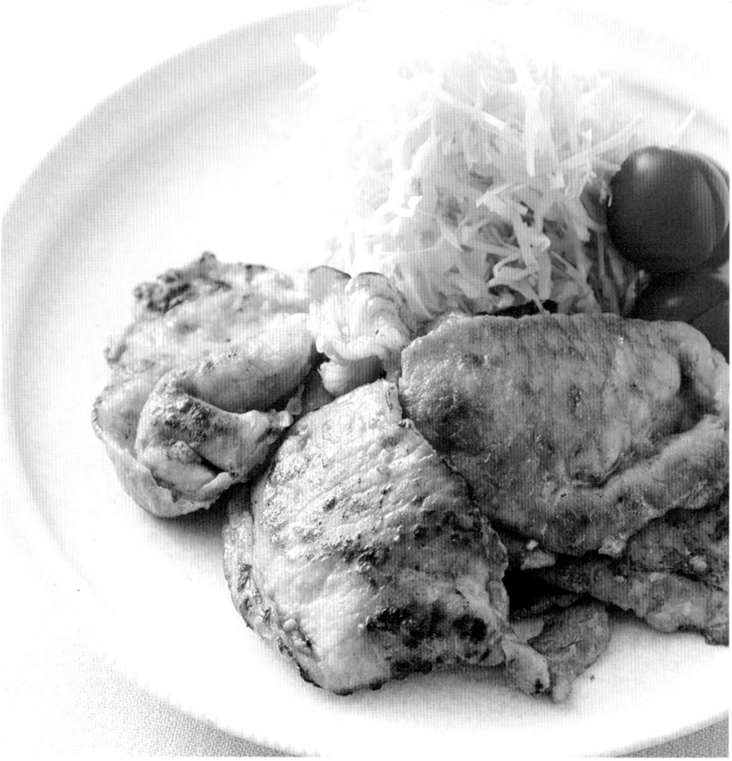

こんなメニューに展開!

定番メニューが驚きのおいしさに

# 豚肉の塩麹ショウガ焼き

**材料**(2人分)

豚肩ロース薄切り肉……300g
塩麹ショウガだれ(右記参照)……大さじ2
サラダ油……大さじ1/2
キャベツ(千切り)……3枚
プチトマト(縦半分に切る)……6個

**作り方**

1 豚肉に塩麹ショウガだれをもみ込み、10分ほどおく。
2 フライパンにサラダ油を中火で熱し、豚肉を広げて入れ、両面をこんがりと焼く。
3 器に盛り、キャベツとプチトマトを添える。

発酵合わせだれ—②

肉料理に合うコクのある味わい

醤油麹 で

# 醤油麹甘辛だれ

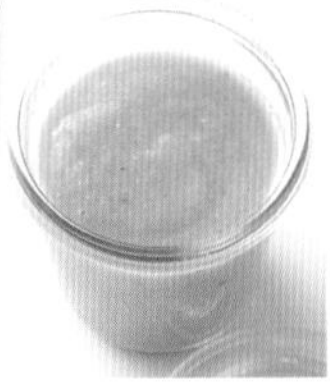

**材料**（作りやすい分量）

| | |
|---|---|
| 醤油麹 | 1/2カップ |
| 砂糖（または甘酒） | 1/4カップ |
| みりん・酒 | 各大さじ1 |
| コショウ | 小さじ1/4 |
| 酢 | 小さじ1 |
| A ニンニク | 2かけ |
| A タマネギ | 1/4個 |
| A リンゴ | 1/8個 |

**作り方**

ミキサーにすべての材料を入れて攪拌する。またはAをすりおろし、残りの材料と混ぜ合わせる。保存瓶に入れて冷蔵庫で保存する。

**保存&使い方**

おいしさの目安は2週間。焼き肉のたれのような味わいなので、肉料理の味つけや下味にぴったり。酢とオイルを加えてドレッシングにしても。

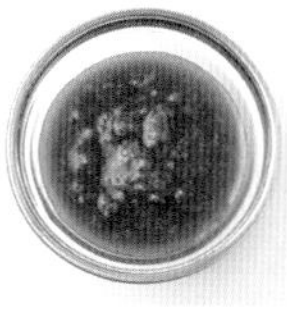

**醤油麹で**

麹と醤油を混ぜて熟成させた発酵調味料。醤油本来のうまみに、麹菌の酵素の働きによるうまみと甘みが加わっている。

こんなメニューに展開！

アレンジしてドレッシングに

## チョレギサラダ

**材料**（2人分）

| | |
|---|---|
| サニーレタス | 4枚 |
| 春菊 | 50g |
| ネギ | 1/2本 |
| A 醤油麹甘辛だれ（上記参照） | 大さじ1 |
| A 酢 | 大さじ1/2 |
| A ゴマ油 | 小さじ2 |
| 煎り白ゴマ | 少々 |

**作り方**

1 サニーレタスは一口大にちぎる。春菊は葉を摘み、5~6cm長さに切る。ネギは縦半分に切り、斜め薄切りにして水にさらし、水気を切る。小さめの器にAを混ぜ合わせる。

2 器に野菜を合わせて盛り、Aをあえ、煎り白ゴマを振る。

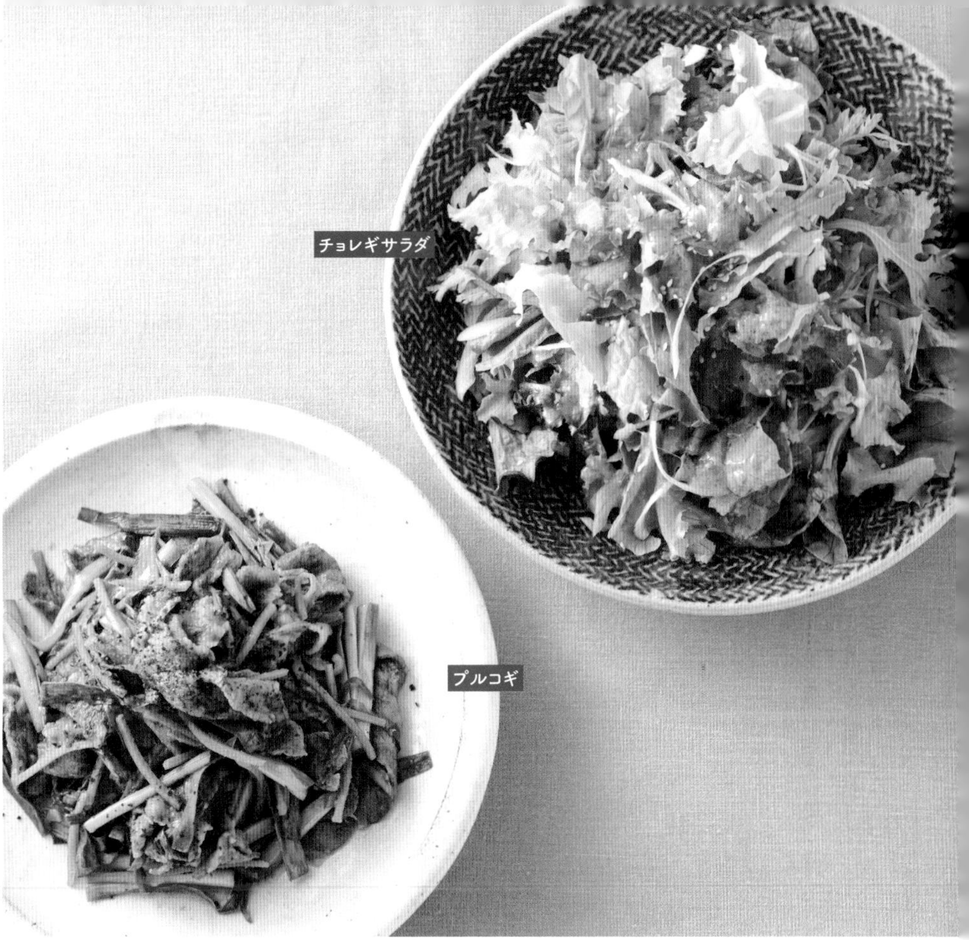


こんなメニューに展開!

手間いらずで味つけが決まる!

# プルコギ

**材料**(2人分)

ニンジン……1/3本
ニラ……1束
牛切り落とし肉……200g
醤油麹甘辛だれ(右記参照)……大さじ2
ゴマ油……大さじ1/2
粗びき赤唐辛子(または一味唐辛子)……少々

**作り方**

1 ニンジンは皮をむき、5cm長さの細切りにする。ニラは5cm長さに切る。

2 フライパンに牛肉と醤油麹甘辛だれを入れて混ぜ、1を加えてゴマ油をかける。蓋をして中火にかけ、フツフツしてきたら蓋を取り、全体に火が通るまでいりつける。

3 器に盛り、粗びき赤唐辛子を振る。

発酵合わせだれ―③

すっきりとした甘さを生かして

甘酒 で

# 甘酢だれ

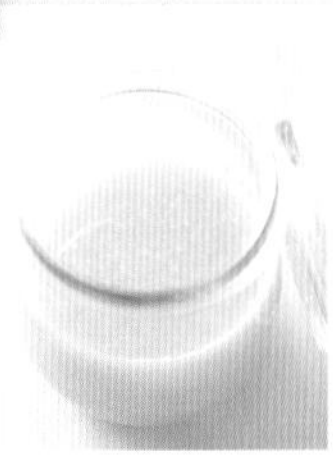

**材料**（作りやすい分量）

| | |
|---|---|
| 甘酒 | 1/4カップ |
| 酢 | 1/2カップ |
| 塩 | 小さじ2 |

**作り方**

すべての材料を混ぜ合わせ、保存瓶に入れて冷蔵庫で保存する。

**保存&使い方**

おいしさの目安は２週間。やさしい味わいの甘酢で、野菜や魚介との相性がよく、すし酢の代わりや酢の物の調味に使える。

こんなメニューに展開！

ほどよい甘さをすし酢に利用

## 混ぜ寿司

**材料**（4人分）

| | | |
|---|---|---|
| | 米 | 2合 |
| | 水 | 360ml |
| | カニカマ | 4本 |
| | ニンジン | 1/3本 |
| | 生シイタケ | 2枚 |
| | キヌサヤ | 10枚 |
| A | だし（または水） | 大さじ2 |
| A | 醤油 | 小さじ1 |
| A | 塩 | 少々 |
| B | 溶き卵 | 1個分 |
| B | 砂糖・酒 | 各小さじ1 |
| B | 塩 | 少々 |
| | 焼きのり（全形） | 1枚 |
| | 甘酢だれ（上記参照） | 大さじ6 |

**作り方**

1. 米は洗って水気を切り、水とともに炊飯器に入れ、30分浸して普通に炊く。
2. カニカマは長さを２～３等分に切ってほぐす。ニンジンは皮をむいて４～5cm長さの細切りにする。生シイタケは軸を取って薄切りにする。キヌサヤはヘタと筋を取って縦に細切りにする。
3. 耐熱ボウルにAを入れて混ぜ、2を加える。ラップをかけて電子レンジで3分加熱し、汁気を切る。
4. フライパンにBを入れて混ぜ、中火にかける。菜箸で手早く混ぜ、いり卵を作る。焼きのりは細かくちぎる。
5. 1のご飯を大きめのボウルに入れ、甘酢だれを加えて混ぜ、焼きのりと3を加えて混ぜ合わせる。器に盛り、いり卵をのせる。

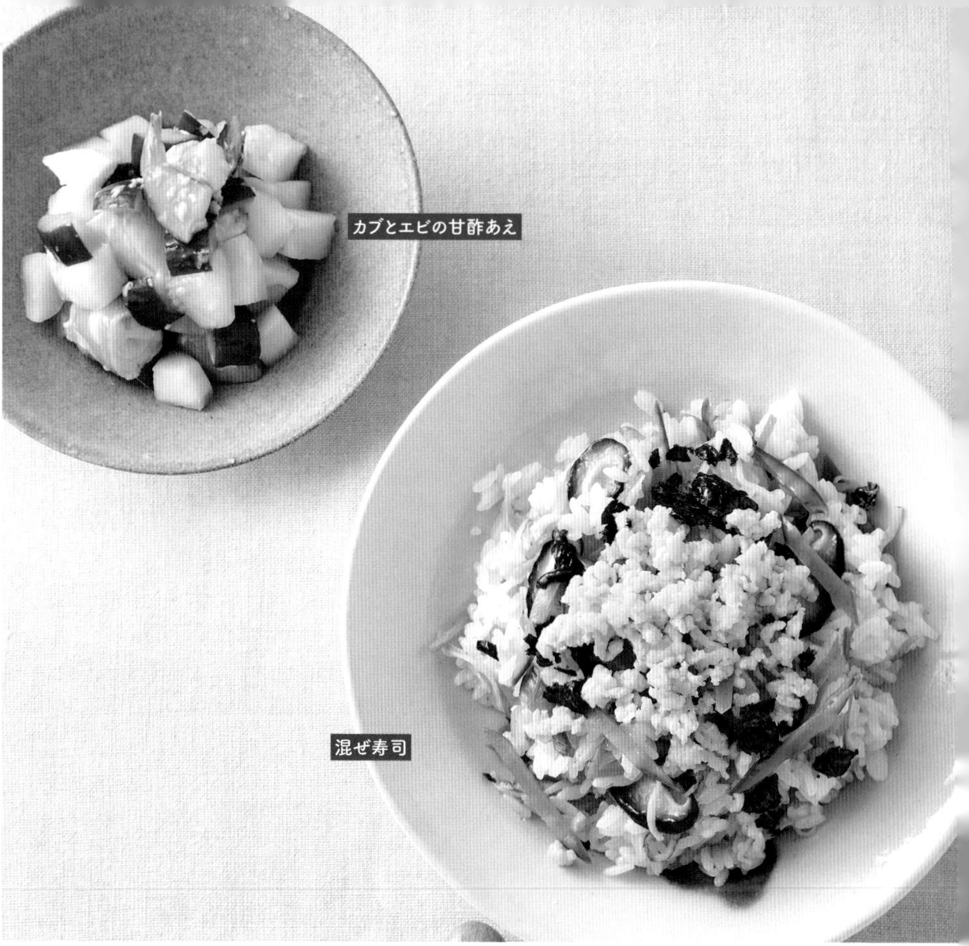


こんなメニューに展開!

食べやすい酸味がうれしい

# カブとエビの甘酢あえ

**材料**(2人分)

| | |
|---|---|
| ボイルエビ | 6尾 |
| カブ | 2個 |
| キュウリ | 1本 |
| A 塩 | 小さじ1 |
| A 水 | 1カップ |
| 甘酢だれ(右記参照) | 大さじ3 |

**作り方**

1 ボイルエビは殻をむき、1.5cm幅に切る。カブは葉を切り、1.5cm角に切る。キュウリは縦4等分に切り、1.5cm幅に切る。

2 混ぜ合わせたAにカブとキュウリを入れて10分置き、水気を絞る。

3 ボウルに甘酢だれとエビ、2を入れてあえ、器に盛る。

発酵合わせだれ―④

タマネギの甘みで風味豊かに

味噌 で

# 味噌タマネギだれ

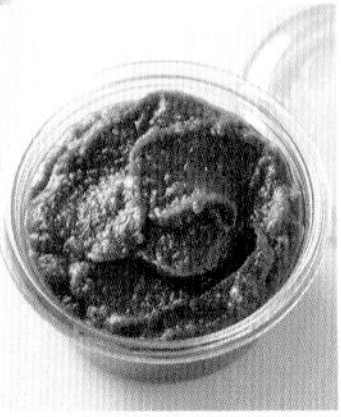

**材料**（作りやすい分量）

| | | |
|---|---|---|
| | 味噌 | 200g |
| A | タマネギ（すりおろし） | 1/4個 |
| A | 酒 | 大さじ2 |
| A | 砂糖（または甘酒） | 大さじ1 |
| B | ゴマ油 | 大さじ1 |
| B | 酢 | 大さじ1/2 |

**作り方**

鍋にAを入れて中火にかけ、2～3分煮る。火を止めて味噌とBを加えて混ぜ合わせる。保存瓶に入れて冷蔵庫で保存する。

**保存&使い方**

おいしさの目安は2週間。濃厚でうまみがあり、肉や魚、野菜など、どんな食材とも相性がいい。生野菜につけるディップとして使ってもおいしい。

こんなメニューに展開！

本格的な味わいを手軽に調理

## 豚肉とキャベツの回鍋肉《ホイコーロー》風

**材料**（2～3人分）

| | |
|---|---|
| キャベツ | 300g |
| ピーマン | 2個 |
| 豚バラ薄切り肉 | 150g |
| サラダ油 | 小さじ1と1/2 |
| 塩・コショウ | 各少々 |
| 味噌タマネギだれ（上記参照） | 大さじ2 |
| 粗びき黒コショウ | 少々 |

**作り方**

1 キャベツは一口大に切る。ピーマンはヘタと種を取って一口大の乱切りにする。豚肉は5～6cm幅に切る。

2 耐熱ボウルにキャベツとピーマンを入れてサラダ油小さじ1/2をまぶし、電子レンジで3分加熱する。ペーパータオルで水気を拭く。

3 フライパンにサラダ油小さじ1を中火で熱し、豚肉を炒める。肉の色が変わったら塩・コショウを振り、2を加えて炒め合わせる。

4 全体に油が回ったら味噌タマネギだれを加えて炒め合わせる。器に盛り、粗びき黒コショウを振る。

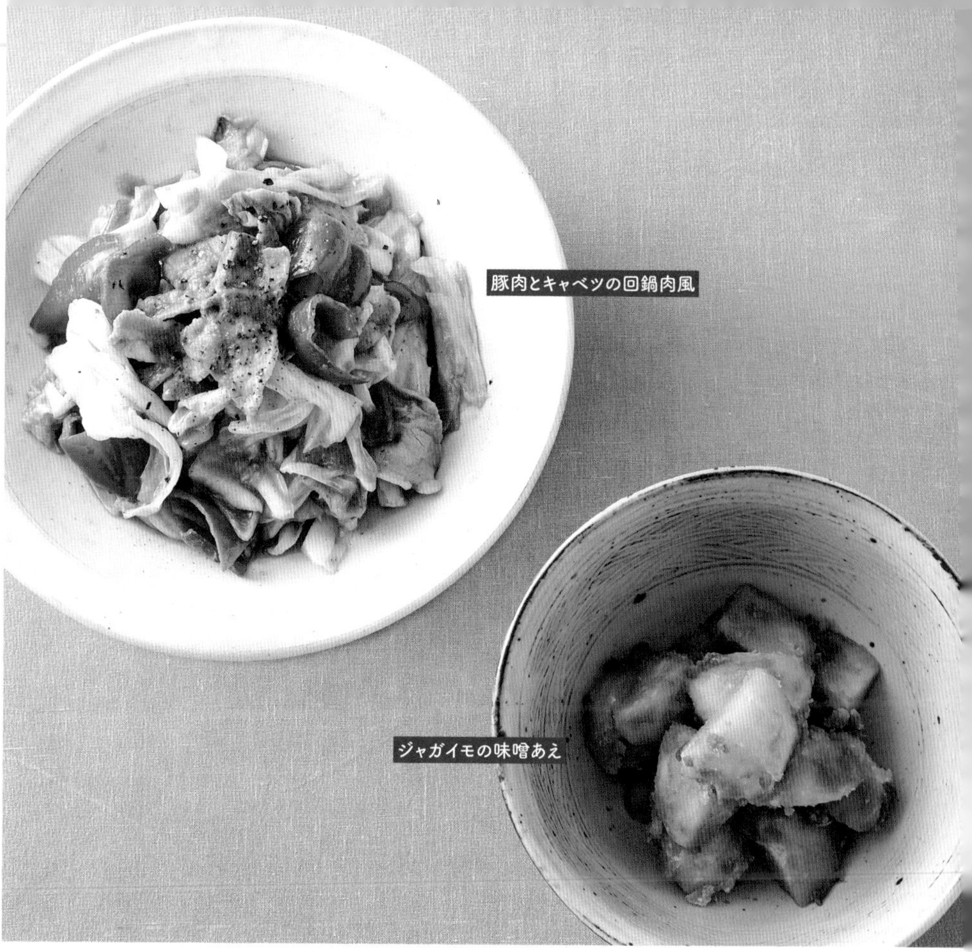
豚肉とキャベツの回鍋肉風
ジャガイモの味噌あえ

こんなメニューに展開!

からめるだけで抜群のおいしさ

# ジャガイモの味噌あえ

**材料**（2人分）

ジャガイモ……2個

味噌タマネギだれ（右記参照）……大さじ2

**作り方**

1 ジャガイモは皮をむいて一口大に切り、さっと洗う。

2 耐熱ボウルにジャガイモを入れ、ラップをかけて電子レンジで6分加熱し、そのまま2分蒸らす。ペーパータオルで水気を拭く。

3 味噌タマネギだれを加えて混ぜ、器に盛る。

**藤井 恵**
（ふじい・めぐみ）

管理栄養士、料理研究家
女子栄養大学卒。テレビ番組の料理アシスタントを経て、雑誌、書籍、テレビで幅広く活躍する。忙しい人でも簡単で作りやすく、ヘルシーなレシピに定評がある。著書は、『藤井恵さんの体にいいごはん献立』『藤井弁当 お弁当はワンパターンでいい！』など多数。

| | |
|---|---|
| 構成・編集 | 日経ヘルス編集部（白澤淳子） |
| 編集協力 | 川端浩湖 |
| 装丁 | 小口翔平＋喜來詩織（tobufune） |
| 本文デザイン・制作 | 梶 真絵（エステム） |
| 撮影 | 野口健志、宗田育子 |
| スタイリング | 大畑純子 |
| 栄養計算 | 食のスタジオ 内山由香 |

本書は『日経ヘルス』の連載「藤井恵さんの体にやさしい献立」を再構成し、新たな内容を加えたものです。

海藻の摂取について
海藻にはヨウ素が豊富です。健康な人では、ヨウ素の摂取量が多少増えても、排泄により調節できますが 、長期間の過剰摂取により、まれに過剰症が起こることがあります。食べ続けて不調を感じた人は医師に相談を。甲状腺の機能障害がある人は、医師の指示に従ってください。

## 藤井恵の腹凹《はらペコッ》ごはん

2020年5月25日　初版第1刷発行
2020年8月 3 日　初版第3刷発行

| | |
|---|---|
| 著者 | 藤井 恵 |
| 発行者 | 南浦淳之 |
| 発行 | 日経BP |
| 発売 | 日経BPマーケティング<br>〒105-8308　東京都港区虎ノ門4-3-12 |
| 印刷・製本 | 図書印刷株式会社 |


ISBN 978-4-296-10665-3